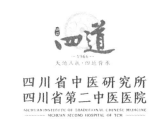

四川省中医研究所
四川省第二中医医院
SICHUAN INSTITUTE OF TRADITIONAL CHINESE MEDICINE
SICHUAN SECOND HOSPITAL OF TCM

公立中医医院

内部控制流程 与 标准建设

GONGLI ZHONGYI YIYUAN

NEIBU KONGZHI LIUCHENG YU BIAOZHUN JIANSHE

编委会主任／张 海 谢 刚

主编／李俊忠

四川科学技术出版社

图书在版编目（CIP）数据

公立中医医院内部控制流程与标准建设 / 李俊忠主编.
-- 成都：四川科学技术出版社，2021.6
ISBN 978-7-5727-0148-1

Ⅰ.①公⋯ Ⅱ.①李⋯ Ⅲ.①中医医院 – 管理 – 研究
Ⅳ.①R197.4

中国版本图书馆CIP数据核字（2021）第110810号

公立中医医院内部控制流程与标准建设

主　　编　李俊忠

出 品 人　程佳月
责任编辑　戴　玲
封面设计　墨创文化
责任出版　欧晓春
出版发行　四川科学技术出版社
　　　　　成都市槐树街2号　　邮政编码　610031
　　　　　官方微博：http://e.weibo.com/sckjcbs
　　　　　官方微信公众号：sckjcbs
　　　　　传真：028-87734035
成品尺寸　170 mm × 240 mm
印　　张　16.25　字数 320 千
印　　刷　成都蜀通印务有限责任公司
版　　次　2021年6月第1版
印　　次　2021年6月第1次印刷
定　　价　68.00元

ISBN 978-7-5727-0148-1

邮购：四川省成都市槐树街2号　　邮政编码：610031
电话：028-87734035　　电子信箱：sckjcbs@163.com

编委会

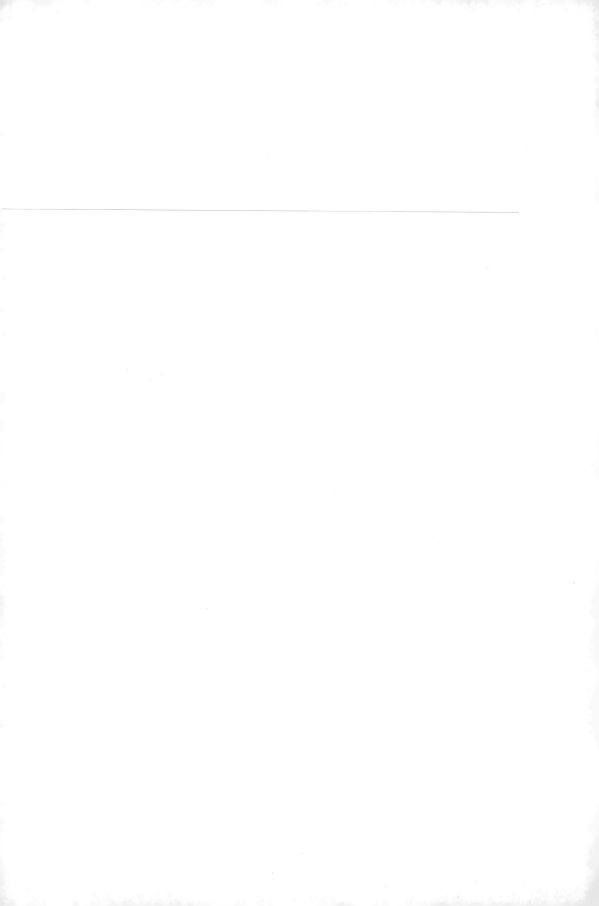

序 言

从 2010 年我开始撰写《政府部门内部控制框架研究》这本专著以来，时间已经过去 10 年。其间，我国行政事业单位内部控制领域发生了重大的变化。尤其是党的十八大以来，内部控制的重要性更是凸显。

从外在的动力上来看，党和政府充分认识到，内部控制是行政事业单位内部管理中的必备要素，也是党的群众路线教育实践活动深入开展、党要管党、从严治党的重要抓手和实施手段。行政事业单位必须加强内部自身管理，制定一套严格的制度和有效的控制，来加强廉政风险防控机制的建设，抑制乃至消除腐败现象，而其中的关键就在于通过有效控制实现对权力的制衡、监督，提高决策的民主性、科学性，保证财政财务收支真实、合法、效益，维护资产管理安全完整，防止损失、滥用和毁坏等不良行为的发生。为此，习近平总书记在十八届中央纪委二次全会上指出："要加强对权力运行的制约和监督，把权力关进制度的笼子里，形成不敢腐的惩戒机制、不能腐的防范机制、不易腐的保障机制。" 李克强总理在国务院廉洁工作会议上指出："加强制度建设，用制度管权、管钱、管人，给权力涂上防腐剂、戴上紧箍咒。真正形成不能贪、不敢贪的反腐机制。"2012 年 11 月 29 日，财政部印发了《行政事业单位内部控制规范（试行）》（财会〔2012〕21 号），并自 2014 年 1 月 1 日起施行。该文件是目前行政事业单位进行内部控制建设的首要依据。随后，2015 年，财政部再次发布《关于全面推进行政事业单位内部控制规范实施的指导意见》（财会〔2015〕24 号）。2017 年，财政部发布《行政事业单位内部控制报告管理制度（试行）》（财会〔2017〕1 号）。这些文件逐步完善了行政事业单位开展内控建设的政策来源。今天来看，其在权威性和涉及面方面还略显不足。虽然十多年过去了，内部控制建设还未真正引起高度重视。倒是近些年来，从中央及地方纪检监察部门以及审计机关组织的巡视、审计，多次指出内部控制存在突出问题，要求加强内部控制建设，许多单位开始意识到这一工作的重要性，着手进行内部控制的完善与信息化建设工作，这也成为主管领导关注的要点问题。可以看出，单纯从财务角度出发还是有其不足。

对于当前公立医院的经济运行管理现实来说，如果不加以规范，有可能面临重大经济运行的风险隐患。为此，如何以规范单位经济和业务活动为主线，以夯实单位业务管理及会计基础工作，保证财务记录、财务报告信息和其他管理信息的及时、可靠、完整为目的，以内部控制量化评价为导向，以流程梳理、机制建设、资金绩效管理为重点，逐步建立贯穿经济活动决策、执行和监督全过程的内部控制制度，实行"管理制度化，制度流程化，流程信息化"，真正做到用制度"管权、管人、管钱"，保证权力行使安全、资金使用安全、项目建设安全、干部成长安全，提升公立医院公共服务效能和效果，具有重要的实践意义。2020年6月29日，国家卫健委发布《关于开展"公立医疗机构经济管理年"活动的通知》。2021年1月，国家卫健委发布《公立医院内部控制管理办法》。这一系列的举动说明了公立医院内部控制建设已经引起了监管部门的高度重视，建设目标逐渐清晰化：首先提高全员内控意识，全面提升单位管理水平；梳理分析问题，及时整改堵塞漏洞；推进业财融合，促进经济管理提质增效；推进信息化建设，通过平台互联互通实现数据共享共用；加强数据管理和分析应用，为领导决策提供科学建议。这一要求显然具有一定高度，既需要我们从管理的高度认识内部控制问题，也需要我们从信息系统落地实施的角度，从数据连接的角度看待内部控制建设问题。既要理清楚，又要管起来，以后还要持续完善。

本书就是这一背景下的产物。不由感叹实务部门从事科学研究何其难也。这也反映了四川省中医药科学院中医研究所（四川省第二中医医院）的勇气可嘉，能够基于实践，不断总结自身经验，形成"6+2+2"医院内部控制模式，形成本书的初稿。尤其是《中医院内部控制建设运行评价指标体系》更具有极强的实践性和创新性。

欣然为本书作序，非常不易，作为实务工作者能够撰写到如此深度，已经足够了，感谢四川省第二中医医院各位领导的信任。当然，内部控制建设仅有起点没有终点，还需要不断地持续优化，希望未来看到四川省第二中医医院更多的成果，特此推荐本书。

北京国家会计学院　张庆龙教授

2020 年 12 月

前　言

2012 年财政部印发《行政事业单位内部控制规范（试行）》，标志着我国行政事业单位内部控制体系建设进入规范运行期。党的十八届四中全会通过《中共中央关于全面推进依法治国若干重大问题的决定》，明确强化内部流程控制，防止权力滥用"的决策部署，对内部控制提出更高的要求。特别是党的十九大以来，党中央、国务院就如何深化医疗卫生体制改革，特别是增强公立医院管理能力、厘清权力和责任清单、梳理职能职责内的政策法规、规范重大行政决策程序，做出了一系列决策和部署，这些都意味着新时代的内部控制体系建设，在推进治理体系和治理能力现代化进程中，将发挥着越来越重要的作用。

近期，国家卫生健康委员会、国家中医药管理局联合印发了《公立医院内部控制管理办法》（国卫财务发〔2020〕31 号）指出：公立中医医院内部控制体系建设包括单位层面、业务层面和评价监督层面。为规范公立医院的经济及业务活动，有效防范和管控内控经营风险，必须全面推进公立医院内部控制建设。医院内部控制规范体系是一个不断调整、逐步标准化规范化和持续优化的动态过程。公立中医医院必须依照《中共中央、国务院关于促进中医药传承创新发展的意见》《中华人民共和国中医药法》和相关政府部门规定和要求，按照《公立医院内部控制管理办法》（国卫发）要求，突出中医药特色优势，充分利用中医药技术方法和现代科学技术，以提供急危重症和疑难复杂疾病的中医诊疗服务和中医优势病种的诊疗服务。

本书是在国家中医药管理局规财司、四川省财政厅、四川省中医药管理局指导下，由四川省中医药科学院中医研究所（四川省第二中医医院）牵头，联合中国内部控制研究中心、东北财经大学、北京艾图内控咨询有限公司与省内多家公立医院合作编写。

四川省中医药科学院中医研究所（四川省第二中医医院）作为四川省内控建设联系点单位，从 2015 年启动医院内部控制体系建设以来，积极推动内控建设，在实践中不断总结经验，现已建成并有效运行预算管理、收支管理、政府采购管理、资产管理、合同管理、建设项目管理以及科研管理、药品管理的医院内部控制体系，包括正在建设的人力资源管理、工会管理的各项工作制度和流程，形成"6+2+2"的医院内部控制模式，探索内控内审结合、内控纪检联动机制，全面进行医院风险管理。同时，经过近 5 年的内控实践与课题研究，将已经形成的《中医医院内部控制建设运行评价指标体系》《中医医院风险评估标准》《中医医院单位层面的风险数据库》《中医医院业务层面的风险数据库》等 3 套标准体系及 2 项课题研究成果整理汇编进本书。结合国家现代医院管理的要求，为更好地防范舞弊、腐败发生，此书编写过程中，还加入了"人力资源管理""医院医疗保险审核制度"、最新审计纪检相关制度要求。

本书可作为公立中医医院针对国家相关政策、单位内部控制制度、内部控制将实现的目标和采取的措施、内部控制评价与监督实施及结果应用、各责任部门及责任岗位在内部控制建设过程中的责任等内容进行借鉴和培训的参考书籍。对建立医院科学、合理的内部控制管理组织架构，提高医院领导层、管理层及广大员工对内部控制的认识，保障内部控制体系运行效果与持续性，推动内控标准化和规范化，提高医院内部管理水平，形成稳定、长效的医院内部控制管理持续改进机制，提供了有益的参考。

特别感谢各级领导的指导和支持，感谢所有编者付出的辛勤努力！

本书编写组

2020 年 12 月

目　　录

第一章　现代医院风险管理的背景

第一节　风险管理的定义

一、风险管理的起源与发展

风险管理起源于法国，发展于美国。由于战争升级催生了新技术在军事上的应用，后来逐步过渡到工业、民用等其他领域，极大地推动了社会的全面发展，同时也给社会带来了新的风险。1953 年 8 月 12 日，美国通用汽车公司的自动变速装置失火，造成 5 000 万美元的巨额损失，灾难让世人震惊，也促使了风险管理学科的发展，也促使风险管理开始走向科学化，逐渐形成体系，风险管理成为新的管理科学在世界范围内得到传播。法国有关学者围绕经营管理中偶发风险的控制问题和资产保全问题，研究讨论经营管理型和保险管理型风险管理理论，并取得进展。德国经营学者提出风险管理的主要手段是：风险的限制、分散、补偿、分割、防止、阻断、抵消等，并根据组织的实际状况加以灵活运用。风险管理是一个动态的过程，应运用系统的方法对风险进行控制，以减少实施过程中的不确定性。管理者必须树立风险意识，防患于未然，要在各阶段、各方面实施有效的风险控制，形成一个全过程、全覆盖、全方位、全部门的风险管理体系。

二、风险管理定义与主要内容

早期国内外对风险的大部分定义是指在某一特定环境下，在某一特定时间段内，某种损失发生的可能性，是不利的概念。但目前国际上将风险的定义进一步扩大。中华人民共和国国家标准 GB/T 23694—2013《风险管理　术语》中明确指出，风险是指不确定性对目标的影响，影响是指偏离预期，可以是正面的或负面的。因此风险属于中性词，对于现代医院来说风险是机会和威胁的统一，既包含带给组织的机遇与挑战，又包含未知的损失与威胁。

现代医院的风险管理是指导和控制医院的协调活动。风险管理过程是医院管理不可分割的一部分，且应融入现代医院的文化和活动中，并与医院的业务流程相适应。风险管理过程包括五个活动：沟通与协商、确定环境状况、风险评估、风险处理、监控与审查，这些活动记录了风险管理的过程。其中风险评估又包括风险识别、风险分析、风险评价的全过程。

风险管理通过考虑不确定性及其对目标的影响，采取相应的措施，为医院的运营和决策及有效应对各类突发事件提供支持。风险管理适用于医院的全生命周期及其任何阶段，其使用范围包括整个医院的所有领域和层次，也包括医院的具体部门和活动。

风险管理旨在保证医院恰当地应对风险，提高风险应对的效率和效果，增强行动的合理性，有效地配置资源。风险管理意识应当是整个医院文化的一部分。有效的风险管理应当融入整个医院的理念、治理、管理、程序、方针策略以及文化等各方面。

第二节　现代医院管理中的风险管理

一、现代医院改革发展历程

（一）公益性明显的政策依赖型时期

中华人民共和国成立初期，第二次全国卫生工作会议明确了"面向工农兵、预防为主、团结中西医、卫生工作与群众运动相结合"的方针政策，指引全国医疗体系逐步建立起由公费医疗、劳保医疗、合作医疗组成的福利性医疗保障制度。此期间的公立医院具有社会卫生福利性质，主要依靠政府的财政拨款和补贴生存和发展。公立医院向人民群众提供无偿或低价的医疗服务，但卫生资源分配不平衡问题十分突出。

（二）公益性减弱的市场主导型时期

随着改革开放的逐渐深入，1985 年 4 月，国务院批转卫生部《关于卫生工作改革若干政策问题的报告》中指出："医疗体制必须改革放权，政策灵活，精兵简政，多路集资，拓宽医疗卫生事业发展的路子，把医疗卫生工作搞上去。"这一论断启动了我国医疗卫生体制改革的新路程。

20世纪90年代初期至2000年初期，国家陆续出台了《关于卫生事业补助政策的意见》《关于职工医疗制度改革的试点意见》《医疗事业单位年薪制暂行办法》等政策制度，对公立医院加大自主权，拥有对收支结余的分配使用权，这在一定程度上缓解了财政拨款不足带来的压力，调动了医院的积极性。但个别医院在重视经济效益的同时，却忽略了作为社会赋予的公益性责任，只顾利益追逐，收费不合理且费用奇高频发，造成群众"看病难，看病贵"的情况出现，偏离公立医院公益性本质，在社会上累积了一定的怨声及不信任感等负面情绪，造成医患关系紧张。

（三）公益性加强的服务保障型时期

2009年3月《关于深化医药卫生体制改革的意见》（中发〔2009〕6号）出台，标志着新医改的正式启动。一场以"人人享有基本医疗卫生服务""坚持公共医疗卫生的公益性质""强化政府责任和投入"为医改目标的大幕缓缓拉开。国家陆续出台了《医药卫生体制改革近期重点实施方案》《关于公立医院改革试点的指导意见》（卫医管发〔2010〕20号）《深化医药卫生体制改革2017年重点工作任务》（国办发〔2017〕37号）等一系列政策制度，要为群众提供安全、有效、方便、价廉的医疗卫生服务体系。重点任务是强化区域卫生规划，合理确定公立医院功能、数量和规模，优化结构和布局，完善服务体系；改革公立医院管理体制，探索政事分开、管办分开的有效形式，建立协调、统一、高效的公立医院管理体制，科学界定公立医院所有者和管理者的责权，探索建立医院法人治理结构，推进医院院长职业化、专业化建设；改革公立医院补偿机制，探索实现医药分开的具体途径，改变医疗机构过度依赖药品销售收入维持运转的局面，逐步取消药品加成政策，合理调整医疗服务价格，完善基本医疗保障支付方式，落实财政补助政策；落实中医药扶持政策；改革公立医院运行机制，深化公立医院人事制度和收入分配制度改革，改进公立医院经济运行和财务管理制度；加强公立医院内部管理，落实各项医院管理制度，制订疾病诊疗规程并推广实施，加快推进信息化建设，保障医疗质量，提高服务效率，控制医疗费用，方便群众就医；健全公立医院监管机制，实施医院信息公开，完善公立医院绩效考核制度，加强医疗安全质量和经济运行监管；形成多元化办医格局，鼓励、支持和引导社会资本进入医疗服务领域，完善政策体系，为非公立医疗卫生机构经营创造公平竞争的环境，引导、鼓励和支持非公立医疗卫生机构发展，促进不同所有制医疗卫生机构的相互合作和有序竞争，满足群众不同层次医疗服务需求。

（四）全面推进健康中国建设的新时期

2020年10月十九届五中全会通过的《中共中央关于制定国民经济和社会发展第十四个五年规划和二〇三五年远景目标的建议》中提出全面推进健康中国建设任务，把保障人民健康放在优先发展的战略位置，坚持预防为主的方针，深入实施健康中国行动，完善国民健康促进政策，织牢国家公共卫生防护网，为人民提供全方位全周期健康服务。改革疾病预防控制体系，强化监测预警、风险评估、流行病学调查、检验检测、应急处置等职能。建立稳定的公共卫生事业投入机制，加强人才队伍建设，改善疾控基础条件，完善公共卫生服务项目，强化基层公共卫生体系。落实医疗机构公共卫生责任，创新医防协同机制。完善突发公共卫生事件监测预警处置机制，健全医疗救治、科技支撑、物资保障体系，提高应对突发公共卫生事件能力。坚持基本医疗卫生事业公益属性，深化医药卫生体制改革，加快优质医疗资源扩容和区域均衡布局，加快建设分级诊疗体系，加强公立医院建设和管理考核，推进国家组织药品和耗材集中采购使用改革，发展高端医疗设备。支持社会办医，推广远程医疗。坚持中西医并重，大力发展中医药事业。提升健康教育、慢性疾病管理和残疾康复服务质量，重视精神卫生和心理健康。深入开展爱国卫生运动，促进全民养成文明健康生活方式。完善全民健身公共服务体系。加快发展健康产业。

二、现代医院管理的挑战

随着各国医疗保障系统的不断完善、医学技术的提升和医疗器材的发展，现代医院正面临着许多挑战与问题。目前我国医药卫生体制改革进入深水区，取消药品加成政策全面铺开，医保控费作为医改的重头戏，也在各省市拉开了序幕。对于众多依赖"以药养医"模式的公立医院来说，药品加成的取消切断了主要的收入来源，而随着医院的发展，支出项目不减反增，而财政投入十分有限，各项外部政策制度要求医院管理者规范化经营，外部环境变化日新月异。如何能够在既有的医院角色定位下，合理制定战略规划，提高医院凝聚力，通过优化治理结构，加强风险管理，完善内部控制体系，开源节流，促使医院实现社会服务与医院长足稳步发展双赢的局面，是医院管理者面临的最大挑战。

三、现代医院风险管理意义与主要内容

加强医院风险管理，有助于实现医院为社会服务的公益性目标。随着国家医疗卫生体制改革的不断深化，医院通过风险管理，进一步降低医院各类风险，提升医院管理水平，有助于医院利用各项资源来降低成本，能够促进医院各科室、各部门严格执行内部控制规范，形成相互依存、相互监督制约的机制，从而提升医院整体运营效率，真正实现医院的公益性。

加强医院风险管理，有助于构建医院良好的发展环境。健全有效的内部控制，有助于提高公立医院的风险防御能力，能最大限度地预防违法违规、贪污舞弊等风险事件的发生。医院运行的管理模式在不断地发生变化，有变化就有风险，在医院定期开展风险评估，能够及时发现医院在制度设计上的缺失或不足，提出改进建议，从源头上预防腐败，防控风险，从而构建医院"风清气正"的良好发展环境。

加强医院风险管理，有助于提升医院综合竞争能力。医院承担着人民群众基本医疗保障的责任，只有通过不断优化内部控制体系，促使各项管理制度清晰，职责分工明确，才能够使医院在市场竞争中占据有利地位，适应新时代下医院改革的需要，从而提升医院的综合竞争能力。

现代医院风险管理的内容主要包括外部环境分析、风险评估、内部控制体系建设、内控评价与监督。其中外部环境分析主要基于外部政策制度对医院产生的影响、合规性及遵从性；内部控制体系建设包括医院单位层面建设和业务层面建设。内控评价与监督贯穿全过程。现代医院风险管理全过程在信息与传递下完成。

四、现代医院风险管理的重点和难点

现代医院风险管理是基于医院管理中事前、事中、事后的全过程管理。事前要进行医院内外部环境影响分析，基于医院战略目标实现的风险识别；事中要针对医院管理风险点进行重点控制，进行过程控制管理；事后要基于风险事件的分析总结经验，为事前控制提供经验，形成有效闭合的医院风险管理路径。

现代医院管理可以总结为四个方面风险：一是财务风险。公立医院长期以来受计划经济体制的影响，医疗资源处于低效率使用状态，资产账实不符，设备耗材采购价格虚高，乱收费、违规收费现象时有发生，预算管理和成本核算实施不规范。二是经营风险。由于医药卫生体制改革，医药政策和医疗行业环境发生变

化，医院经营面临诸多不确定因素，特别是分级诊疗、医生多点执业等措施不断出台，如果医院在中长期发展规划、关键人才引进及学科发展、大型设备采购、医院规模扩张与质量提升等重大决策方面不能合理、恰当地协调，则有可能造成医院在发展过程中逐步丧失行业竞争优势。三是医疗质量管理风险。相当数量的医疗质量安全事件发生在具有一定医疗水平的三级甲等医院，各种原因导致的医疗纠纷问题突出，引起社会各界及医院对患者安全和医疗质量安全高度关注。四是廉政建设风险。现阶段国内医疗行业中医疗资源分布不均衡，匮乏和浪费并存，红包、回扣等问题突出，进一步导致医患矛盾日益突出、医患关系日益紧张。

现代医院风险管理的难点首先是基于医院管理者对风险管理的认知程度、意识以及组织内部的文化氛围等。通常由于医院管理者及成员的意识薄弱，导致风险管理走过场，只注重形式的居多，风险管理未能真正发挥作用；其次基于医院战略目标实现的风险识别是否准确，是成为医院实现有效风险管理的重要瓶颈，尤其随着时间推移，医院内外部环境在不断发生变化和调整，应随着情况的变化重新进行风险识别，不断更新，以适应医院风险管理需要，因此风险管理中风险识别的及时性与准确性制约风险管理水平的提升；第三，由于医院成员通常不愿意被披露发生的事件或隐患，对此存有抵触情绪，导致事件或隐患的上报及分析机制形同虚设，这对医院风险高发区域及薄弱环节的风险分析与评价带来困难，使得风险分析和评价存在误差，且不能及时从事件或隐患中吸取经验教训，及时采取控制措施，从而降低医院风险管理能力；第四，风险应对策略处理手段落后。大部分医院对风险的控制方法单一，未能合理利用组织资源，寻求内外部可供风险分担、转移、降低的途径和方法，导致风险应对不当，未能真正有效地将风险控制在合理的范围内，造成医院的资源浪费及风险控制失效。

我们认为，现代医院风险管理重点应关注在内控体系建设及风险识别方面，如何进行有效且落地可执行的内控体系建设，如何准确及时识别医院经营过程中存在的风险，并将之控制在合理可接受的范围内，是目前现代医院风险管理的重点及难点。

第三节　医院风险管理与内部控制管理的关系

一、医院内部控制主要内容

对现代医院来说，内部控制就是医院为实现控制目标，通过制定制度、实施措施和执行程序，对经济活动的风险进行防范和管控。

医院内部控制体系建设主要从单位层面和业务流程层面进行。单位层面具体包括组织架构、工作机制、关键岗位、关键人员、会计系统、信息系统等。作为业务流程层面内部控制的基础，单位层面内部控制为业务流程层面内部控制提供良好的内部控制环境，且直接决定业务流程层面内部控制的有效实施和运行。业务层面内部控制具体包括对预算控制、收入控制、支出控制、货币控制、药品及库存物资控制、固定资产控制、工程项目控制、对外投资控制、债权和债务控制、财务电子信息化控制、监督检查等 11 个方面进行规范性控制建设。

二、风险管理与内部控制的关系

针对风险管理与内部控制的关系，根据收集到的资料，目前主流观点可总结为以下三种，见图 1-1 所示：

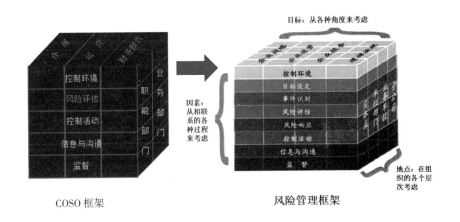

COSO 框架　　　　　　　　　　　风险管理框架

图 1-1　风险管理框架由 COSO 框架衍生而来

（一）风险管理包含内部控制

持此观点的代表是美国反虚假财务报告委员会下属的发起组织委员会（COSO）发布的《2013年内部控制—整体框架》中指出，风险管理包含内部控制。内部控制是风险管理不可分割的一部分，内部控制是风险管理的一种方式，风险管理比内部控制的范围广得多。同样英国特恩布尔委员会也认为风险管理对企业目标的实现具有重要的意义，公司的内部控制系统在风险管理中扮演着关键的角色，内部控制应当被管理者视为范围更广的风险管理的组成部分。南非2002年发布的关于风险管理的Thekingcode2002认为传统的内部控制系统不能管理一些风险，如政治风险、技术风险和法律风险。风险管理将内部控制作为减轻和控制风险的一种措施，是一个比内部控制更为复杂的过程。

（二）内部控制包含风险管理

持此观点的代表是加拿大的COCO。加拿大特许会计师协会CICA用控制一词表达了内部控制的概念，认为控制是一种组织中诸要素的集合体，包括资源、制度，过程、文化、任务。这些要素结合在一起，支持该组织实现其目标。加拿大COCO报告认为，控制是一个组织中支持该组织实现其目标诸要素的集合体，实际上就是内部控制，风险评估和风险管理是内部控制的关键要素。企业管理风险，本质上就是在实施内部控制。

（三）风险管理等同于内部控制

这一观点是在对COSO内部控制框架与风险管理框架理解的基础上提出来的，认为风险管理与内部控制仅仅是人为的分离，在实务中二者是一致的。从理论上来看，风险管理体系与内部控制体系外延拓展后，两个概念会不断融合。COSO在1992年颁布的内部控制整合框架的基础上，于2004年出台了企业风险管理整合框架，发生这种变化的根本原因是内部控制的最终目的就是控制风险，而控制风险就是风险管理，所以说内部控制和风险管理是控制风险的两种不同表达方式，内部控制反映了控制的方式和手段，而风险管理反映了控制的目的。

由于目前国际上较为通用的框架是美国COSO报告中的框架，因此倾向于风险管理包含内部控制。内部控制与风险管理的本质都是风险控制，风险管理是在内部控制的基础上发展起来的，因此它更具有先进性。我们将风险组合管理概念引入风险控制中，增强了风险控制的科学性和可行性，将战略目标引入其中，提高了风险控制的战略高度，增强了企业实施控制时的系统性和全面性，将风险控制的范围扩大，便于从整体角度来看局部风险和总体风险。内部控制不断向风险管理的方向发展，内部控制的思想仍然保留在风险管理中。

我们认为，医院风险管理与内部控制是相互包含也互有侧重的关系。风险管理与内部控制的相同点在于，都是需要医院全院参与，强调的是过程管理，其本身并不是结果，而是实现结果的方式。医院内部控制与风险管理都是渗透于医院各项活动中的一系列的活动，这些活动普遍存在于管理者对医院的日常管理中，是医院日常管理所固有的，都是为增加医院社会价值而服务的，都为医院经营目标的顺利实现提供保障。

风险管理与内部控制的不同点在于：一是内容不一致。风险管理是在内部控制的基础上发展起来的，因此它更具有先进性，内容也比内部控制更为广泛。风险管理除包括原内部控制的目标以外，还增加了战略目标。这意味着风险管理介入了医院战略制定的过程，风险管理比内部控制的层次更高，范围更广；另外风险管理将风险评估要素拓展为目标设定、事件识别、风险评估以及风险应对4个要素，还引入了风险组合管理理念以及风险偏好、风险容忍度等新的概念，这都体现了风险管理相对于内部控制在内容上的拓展。二是活动不一致。全面风险管理包含了风险管理目标和战略的设定、风险评估方法的选择、授权审批和行政管理以及报告程序等活动。而内部控制所负责的是风险管理过程中，以及其后的活动如风险发生的概率，对影响程度进行合理的评估，并以此作为依据实施控制活动、信息传递与沟通交流、监督评审与权限纠正。二者最大的区别在于内部控制不负责医院经营目标的具体设立，不影响医院战略的走向，只是对目标制定过程进行评价，对目标和战略制定过程中的风险进行评估；而风险管理则贯穿于管理过程的各个方面，控制的手段不仅体现在事中和事后的控制上，更重要的是在事先设定目标时，就充分考虑到风险的存在。三是技术方法不一致。全面风险管理框架引入了风险偏好、风险容忍度、风险对策、压力测试、情景分析等概念方法。在技术方法上，风险管理更注重对风险的定量分析管理。

第四节　国内外医疗风险管理现状

国内外医院风险管理在很长一段时间内是体现在医疗体系风险管理的大范畴之内的。对国内外医疗体系风险管理的现状的了解有利于后续更好地进行现代医院风险管理工作。他山之石可以攻玉。通过介绍西方一些国家医疗卫生体系的风险管理情况，为我们国家医疗卫生体系的风险管理提供可参考和借鉴的经验。

一、国外医疗风险管理现状

（一）美国医疗风险管理

在美国的医疗风险管理架构中，非政府组织与行业协会/学术团体起主导作用。国家、州政府机构、其他医疗机构协同管理医疗风险。

1. 医疗风险管理的专职机构

这些专职机构包括非政府组织和政府机构，其中以美国医疗机构联合评审委员会、美国风险管理协会、美国药典学会为代表的十多家非政府组织负责医疗不良事件的预防与信息管理。政府机构方面，美国卫生保健研究与质量管理机构协助患者安全的相关研究，获取患者安全数据并促进卫生保健服务质量的提高；同时和全国患者信息与教育委员会合作，负责开展促进卫生系统质量的相关研究与实践，以及卫生服务基金与成本预算管理。各州按本州法律设立相应机构。此外，各医院还成立专门的医疗风险管理部门并配备专业人员，负责对所有医疗不良事件的问题和情况进行调查。

2. 医疗风险管理的制度与相关法律法规

美国在国家立法与州立法两个层面上为医疗风险管理提供保障。2000年，美国政府指定国家质量协调特别工作组评估医学研究所（IOM）报告，并制订了具体措施对医疗风险进行控制：①要求建立患者安全中心；②建立全国性的医疗不良事件报告系统；③制定安全执行标准和预期值；④加强公众和患者的安全教育及提高医疗不良事件防范意识；⑤加强对药品上市前后的监督管理等。美国国会于2005年通过《患者安全与质量改进法案》，以此收集医疗不良事件，加快医疗风险与危险确认速度。同时，成立的患者安全组织与临床医师、卫生保健机构协作，共同致力于医疗风险与危害的识别。美国卫生部2008年发布的《患者安全法规》，规定将患者安全组织纳入合作卫生机构的程序，建立医院、医师与其他卫生机构向患者安全组织自愿报告协作框架。

3. 医疗安全事件上报系统

美国全国性的上报系统实施主动措施管理风险，着眼于潜在风险的规避，促进医疗风险管理的发展。该系统的强制汇报模式收集导致死亡和严重伤害的不良事件信息，以自愿性汇报作为补充，共同提高医疗安全事件及收集相应数据的全面性与真实性。同时，美国也是典型的行业协会合作机制的代表，其上报系统包括美国用药差错报告程序、用药差错报告数据库、警讯事件数据库及全国医疗安全网。

4. 患者安全教育的制度及实施

患者的健康教育作为医疗风险管理中的重要一环，美国自 20 世纪 60 年代即开始推行，现今美国各级健康教育机构均配备完善的健康教育网络，同时拥有严格的健康教育质量控制标准。此外，其健康教育形式也多种多样，如对患者采取集中授课、个别指导、同种病患者现身说法等措施。健康教育资料则以手册和宣传单为媒介，解释人体生理、病因、预防、治疗等知识，帮助患者对预防、保健、治疗过程的全面了解，提高其对医疗风险的科学认识。

（二）英国医疗风险管理

英国同样实行四级协同管理（即中央、地方、医疗机构和非政府组织）的医疗风险管理架构。以政府机构为主导，非政府组织协同管理的模式管理患者的医疗风险。

1. 医疗风险管理的专职机构及相关指南

英国政府于 2001 年建立国家患者安全中心，负责收集、整理、储存上报的患者安全事件报告，评估伤害风险，通过系统报告提供反馈信息，帮助医疗机构采取预防与应对措施。国家患者安全中心下设三个部门，分别管理全国患者安全事件报告与保密调查监测、临床服务评估与咨询及伦理审查。该中心于 2004 年发布《患者安全七个步骤参考指南》，明确患者安全的相关定义，提供事故树分析学习工具、根本原因分析工具、相关培训及统计信息发布方式与患者安全改进措施等。

2. 医疗安全事件上报系统

英国于 2003 年建立以政府为主导的"国家报告与学习系统"。系统由国家中央集权管理。上报事件中特别将公共舆论（如媒体负面报道）、信息安全事件纳入上报范围。患者安全事件可由患者及家属、医务人员、来访者、普通市民及医疗机构报告，并建立统一具体的事件分类分级相应机制。该系统还包括反馈学习机制，通过集中分析上报事件，在英国卫生部系统内分享事件根本原因、改进措施与事件处理经验，以提高医疗质量，促进患者安全。

（三）瑞典医疗风险管理

瑞典实行国家、县、区三级医疗风险管理架构。瑞典政府十分重视公共卫生建设，有较为完善的卫生保健体系，经过长期研究和实践，在医疗风险监管方面取得了显著成绩。

1.医疗风险管理的专职机构

瑞典政府于1997年成立国家公共卫生委员会，负责监督国家公共卫生项目的实施。政府通过推出卫生保健康复计划，建立患者安全监测系统，针对住院患者从5个关键领域和21个方面进行科学、系统的监测，并对监测领域、监测项目及参考标准、计算机代码标识、指标计算方法、临床表现特点等方面做详细界定。

2.医疗风险管理的质量反馈系统

瑞典采用的医疗风险管理质量反馈系统在实际应用中表现较好。该系统主要包括监控、质量保证、通信、教育、患者认证、查阅和影像七大模块。通过对个人和科室进行质量监督，反馈各种检查操作和诊断过程中出现的差错，提高医疗服务质量，降低医疗风险发生。

3.降低医疗风险的公众教育开展与实施

政府对药品的销售管理十分严格。1995年，政府开展了《抗生素合理使用与抗药性监督战略计划》，通过开展普及抗生素使用知识教育活动、举办教育课程、邀请相关专家讲座、开通新网站对外发布医学信息，旨在提高全国对抗生素滥用危害的认识，并促进地方性监督。

（四）荷兰医疗风险管理

荷兰政府的医疗风险管理模式是借鉴其发达的石油化工行业风险防范的成功经验发展而来的，2003年，由卫生、福利和体育部联合荷兰医院委员会，共同制定了"Sheller Beter"计划，在不断实践、改进的过程中形成了较为完备的医疗风险管理体系。

1.医疗风险管理的专职机构

荷兰设立卫生保健检察署，具体医疗安全管理系统的监测，并负责审查医院管理委员会提交的安全政策的年度报告与项目进展实施报告。

2.管理医疗风险的安全管理系统

荷兰医疗风险安全管理系统源于SHELL公司风险防范管理系统。其运作过程包括：确定风险类型，分析风险清单，制订相应的处置方案。其报告系统分为自愿与强制两种。医院、卫生保健组织、其他医疗相关机构、患者、医务人员及公众可通过邮件、电话等方式报告医疗不良事件。对于所收集的医疗不安全事件，进行分类、分析、反馈，并请专家进行评估，每年公开数据综合分析及相关报告。荷兰政府鼓励医院形成公开的、非惩罚性的、透明的差错报告环境，鼓励从差错中吸取经验教训，促进相互交流学习。

（五）新西兰医疗风险管理

新西兰医疗风险管理体系的发展较为完善，并在良好的法律和医疗诉讼体系下，设立专门执行机关，建立数据库安全维护机构，使其医疗风险的管理取得较大的成效。

1.医疗风险管理的相关法律法规

新西兰政府十分重视医疗保健并采取有力的医疗风险防范措施。政府于1996～2004年制定并发布5条相关法案，并于2005年实行《预防—康复—赔偿修订案》，规定公开透明处理医疗不良事件。这一系列法律法案的通过，提高了医疗差错处理及医疗诉讼的透明度，使医疗诉讼过程更加快捷公正。通过法律赋予患者10项权利，如被尊重权、充分交流权、知情权等。

2.预防医疗不良事件的制度

新西兰政府将医疗事故的预防视为降低医疗风险的最主要手段，要求从医人员严格执行医疗操作规范，注意从医疗不良事件中吸取教训，避免不良事件的发生；改进医患交流方法，加强医患沟通，使患者更好地理解并参与诊疗方案。着力营造一种有效保护患者、支持医师的医疗环境。

3.医疗诉讼体系的改革与现状

对于民众的医疗诉讼问题，政府整合了先前烦琐、复杂的诉讼程序。现民众只需前往健康与残疾委员会便可得到所有诉讼索赔程序的指导与帮助。

（六）澳大利亚医疗风险管理

澳大利亚的卫生保健体制是在联邦政府卫生部的统一领导下，实行联邦政府、州政府、医疗机构三级医疗风险管理架构。其中，州政府直接负责医疗风险的监管。

1.医疗风险管理的专门机构

2001年澳大利亚医疗质量安全委员会成立，以针对医疗质量进行改进。其主要职能为向联邦政府和州卫生部门报告各地区医疗服务质量，确定服务质量报告方向，制定发展战略，并及时公布不良事件的调查情况和整改措施，推广成功经验。各州于2004年后相继成立相关专门机构。临床优质委员会主要推广药物使用、患者合作等安全项目，有效降低医疗风险，提高了医疗质量。各地区卫生局成立医疗监管处，评估系统内政策实施、绩效监督和风险控制，以及患者安全系统和医疗质量改进水平，并帮助临床优质委员会识别需要改进的领域。

2. 医疗安全事件上报系统

医疗安全事件上报系统也以州为主要负责单位，由政府制定统一标准，进行数据的收集及汇总。以新南威尔士州卫生署发起的"患者安全与医疗质量管理项目"为例：其所建立的医疗安全事件信息管理系统，从医院临床实践活动中收集分析不良事件，并进行风险识别、评价、处理和再评价。以此为依据，建立框图形式的不良事件报告程序，规范处理事故发生资料，制订针对性防范措施。并通过分析报告改进临床操作与质量评估，构成良好的临床风险管理"闭合环路"。

二、国内医疗风险管理现状

我国已非常重视医疗安全管理，并取得了一定的成效。但是与起步较早、发达的西方国家相比仍存在一定差距，尤其是在管理制度与相关法律法规完善、安全事件上报系统的构建和相应的专门机构的建立上。

1. 医疗风险管理的专门机构

西方许多国家已经建立起完善的患者安全和医疗质量管理的专业机构，有关医疗风险管理和患者安全的研究项目也十分广泛，而我国各类医疗机构及相关研究统一由卫健委负责监管。随着整个医疗卫生系统的不断完善，医疗风险管理也不断地转向专业化、系统化，有限的行政资源与管理人员已远远无法满足现阶段对于医疗风险管理的系统性、专业性、高效性、及时性、公平性的要求；对于医疗事故处理的监管、上报系统的监督也缺乏执行力度；对于疾病的科普和教育等方面也缺乏良好的运作机制。

2. 医疗风险管理的制度与相关法律法规

我国于2002年颁布《医疗事故处理条例》，2009年审议颁布《侵权责任法——医疗损害责任》，对于医疗事故的定责、处理、判定及赔偿做出了司法解释，提供了法律依据。此外，为提高我国医疗纠纷和医疗事故处理的管理水平，原国家卫生部已将医疗风险管理专业指标引入医疗机构评价体系，并于2008年颁布的《医院管理评价指南》中加入医疗风险管理方面指标，以进行全程医疗质量安全管理。同时还出台措施：①积极建立国家医疗风险预警系统；②对医疗风险进行相关信息的收集、汇总、分析，以指导医务人员及时采取处置措施，保障医疗安全；③积极推动医疗责任保险，强化保险行业与卫生部门的合作。

3. 医疗安全事件上报系统

医疗安全事件上报系统在我国起步较早，20世纪20年代，即构建了第一套上报系统——法定传染病报告系统，后相继构建了一系列医疗安全事件报告系统。但与西方国家所采用的高度信息化、运行机制成熟完善的医疗安全事件上报系统相比，我国医疗安全事件正由惩罚性转为非惩罚性，但其执行力不够、反馈性尚差、监管欠到位，存在不报、漏报、错报等现象。此外，上报形式也较为单一，局限性大。地区性医疗不良事件上报制度成立较晚，大部分集中于2007年后。以起步相对较早的上海市为例，其现行上报系统性质为自愿且无惩罚。

三、医疗风险管理发展趋势

医疗风险的有效管理，必须从风险源识别与定性、完善风险监控手段/法规、确定适当的风险减少措施等方面，开展主动的而非补救性的、系统的而非零碎的工作，否则难以达到医院风险有效管理的目标。

（一）增强医疗风险管理专业性，设立国家级医疗风险管理机构

医疗风险管理构成复杂，情况多样。对于医疗风险的处置与管理，我国也缺乏相应的管理、协调机构。为降低医疗风险，提高医疗质量，应建立国家级医疗风险管理的专门研究机构，通过与行业协会及学术团体开展合作的模式，制定统一的、规范的医疗风险管理标准和流程、行业内部风险管理评价指标，加强不良医疗事件的预防与信息管理，使医疗环境更加透明规范。开展改进医疗风险管理研究项目，完善风险预警机制、评估机制、报告机制和应急与解决机制等管理体系。

（二）政府统筹规划

完善医疗风险管理相关法律法规。完备的法律是所有管理机构、监管系统的有力保障与基础。以美国、新西兰为例，两国具有完善、成熟的法律体系，以保障风险管理的正常运作，鼓励医疗事故处理公开，以营造一种"有效保护患者、支持医师"的医疗环境。我国虽然针对医疗风险问题颁布了相关法律、法规，制定了医疗机构的管理规范，但是存在标准不统一，执行不统一等问题。故应尽快建立一套适合当前形势发展和需要，符合我国国情和医疗特点的法律法规，并制定一套完备、详细、针对性强的医疗风险处置办法，做到有法可依，有据可查。

（三）强化医疗环境透明度

建立国家级医疗风险上报分析系统。对于医疗事故上报制度，我国尚无一个统一的、完善的外部报告监控系统，大多数为医疗机构各自建立的内部报告系统；对于医疗安全事件的处理结果与建议也缺乏及时的反馈机制。针对此类问

题，我国可借鉴西方国家现行的无惩罚性医疗风险报告分析系统，针对医疗机构及患者双方建立全国性医疗风险上报系统，并针对上报事件，进行分类、分级、分析、处理、公开处置结果的方式，尊重和保护上报人员的个人隐私及人身安全，并适当加以鼓励。进一步加强风险产生原因和危害程度的分析评估，为采取相应风险控制和预防管理、减少类似事故的发生等提供支持。

（四）提升患者认识水平

倡导理性就医。由于患者及其家属存在就医误区，大部分患者欠缺医疗知识，对于医师及其工作缺乏理解，对于疾病及其诊疗也缺乏科学、理性的认识，未能建立正确的期望值。我国部分地区医疗水平较低，医疗资源分配不均，致使多数患者候诊时间相对较长，此即就医空白时间。根据对患者心理状态的调查，患者此段时间对于自己疾病的了解欲望十分强烈。根据"关口前移"概念，医方可以充分利用此段时间，为患者提供相应疾病资料，使其学习、了解，让患方对疾病及诊疗有科学、理性的认识，建立正确的期望，以降低医疗风险。以此为基础，使患者共同参与到诊疗过程中。同时，借鉴美国的患者培训经验，由社区卫生服务机构定期普及疾病知识，通过多种途径开展教育宣传，以中心医院为纽带，建立患者（家属）俱乐部，供成员相互交流就医心得、治疗经验等。

第二章　医院内部控制管理中的风险标准

第一节　医院风险评估标准

一、风险评估标准编制背景

《行政事业单位内部控制规范（试行）》为行政事业单位内部控制的实施提供了一定的指导，但对中医医院这一行业针对性较弱，多数中医医院现行内部控制管理仍停留在表面。规范中未涉及风险分类标准、风险评估标准、风险评估程序等风险评估的框架体系，对开展风险评估工作的指导不足，行业风险数据库缺失，内部控制的防控措施不完善、不适用等问题尤为突出。

因此针对中医医院特色经济业务活动及药品、科研内控要求，构建符合中医医院特点的风险评估标准和行业风险数据库，并以此有效指导中医医院的内部控制风险评估工作，促进中医医院风险评估长效机制的建立与完善以及中医医院内部控制建设工作持续改进和提高，成为了一项重要的管理课题。

二、风险评估标准编制目标

为做好中医医院的风险评估工作，在参照行政事业单位内控规范理论框架基础上，吸收借鉴了 ISO31000 风险管理国际标准 (国际标准化组织 2009 年发布适用于各种组织的风险管理国际标准) 和国资委关于印发《中央企业全面风险管理指引》的通知中风险评估理论并结合中医医院行业实际情况，特制定《中医医院风险评估标准》。

《中医医院风险评估标准》编制的具体目标包括：

➢ 建立中医行业通用的风险管理语言和风险评估标准，是中医医院开展风险评估工作的前提和基础。

➢ 建立中医医院的风险分类标准，为单位层面和业务层面风险数据库中风险点的归类、整理、汇总奠定基础。

➢ 建立统一的风险评估标准包括风险发生可能性和风险影响程度的评估标准是风险分析的基础，对风险数据库中已识别的风险进行评价，为重大风险、主责部门以及管控措施的确定提供基础依据。

➢ 促进中医医院风险评估长效机制的建立与完善，促进中医医院内部控制建设工作的持续改进和提高。

三、风险评估标准编制原则

可操作可执行原则。中医医院风险评估标准设计既要符合行政事业单位内控规范的要求，又要符合中医医院行业特点，能够让评估者容易掌握，并能够迅速有效对风险进行评估，做到可操作可执行。

广泛适用性原则。中医医院的风险评估标准适用中医医院所有类别的风险，包括单位层面和业务层面风险都可以采用该标准进行评估。

四、风险评估概述

（一）风险评估框架

1. 风险和风险评估的概念

风险通常是指未来的不确定性对中医医院实现其控制目标的影响。本标准所关注的风险是对保证单位经济活动合法合规、资产安全和使用有效、财务信息真实完整、有效防范舞弊和预防腐败、提供公共服务的效率和效果五个控制目标具有影响的风险。

风险评估是指根据控制目标结合中医医院实际情况，全面、系统、持续收集风险信息进行风险识别，依据风险评估标准对所收集的风险信息进行分析、评价的过程。

2. 风险评估程序

在参照行政事业单位内控规范理论框架基础上，吸收借鉴了国际标准化组织2009年发布适用于各种组织的风险管理国际标准（ISO31000）和国资委关于印发《中央企业全面风险管理指引》的通知中风险评估理论确定中医医院风险评估的基本程序。中医医院的风险评估程序是由风险识别、风险分析及风险评价构成的一个完整过程。风险评估流程见图 2-1。

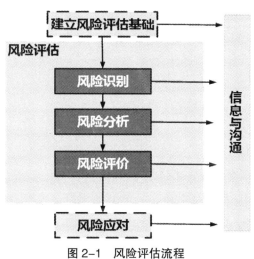

图 2-1 风险评估流程

实施风险评估必须建立风险评估基础，风险评估基础是开展风险评估工作的前提；风险识别是通过个别访谈、流程图分析法等方法对可能影响控制目标的风险进行识别并记录的过程，是风险评估的关键；风险分析是对已识别出的风险，判断其影响程度以及该影响程度出现的可能性；风险评价是基于风险分析的结果，根据风险评估标准对各种风险进行排序，确定风险等级；风险应对是在风险评价的基础之上，针对重大风险提出管控建议。信息与沟通贯穿于整个风险评估的全过程。

（二）风险分类框架

1.风险类型分类标准

按照不同的分类标准可以将中医医院面临的风险类型做如下区分：

（1）按照管理层级分类。中医医院属于事业单位，考虑中医医院的主体特征和实际情况，参考《行政事业单位内部控制规范（试行）》中内部控制建设的主要内容，将中医医院风险类型按照管理层级分为单位层面风险和业务层面风险。

单位层面的风险是指单位组织架构、岗位职责、经济决策、信息化管理等方面存在的风险。

业务层面的风险是指各项业务活动中存在的风险，例如预算管理风险、收支管理风险、政府采购管理风险、资产管理风险、建设项目管理风险、合同管理风险、科研和药品管理风险等。

（2）按照对中医医院目标实现的影响分类。参考《行政事业单位内部控制规范（试行）》中内部控制的目标结合中医医院的实际情况，根据风险对目标实现产生的影响，将风险类型分为合法合规风险、资产安全风险、财务与信息风险、舞弊腐败风险、效率风险和医疗服务风险六大类风险类型，其中医疗风险是属于医疗机构行业特有的风险属性范畴。

合法合规风险是指未能遵循法律法规、监管要求、规则等有关准则，以及适用于中医医院自身业务活动的行为准则，而可能遭受法律制裁或处罚、重大财务损失和声誉损失的风险。

资产安全风险是指中医医院在履职和经营过程中，由于外部不确定因素、内部人为因素及相关条件而导致资产性能及使用质量发生偏差、资源使用效益低下，从而使单位信誉、资金、安全、收益等遭受损失的可能性。

财务与信息风险是指由于财务管理不完善、信息系统缺失或不完整，致使中医医院财务信息不真实不完整、预算绩效水平不高、工作效率低下，造成财务损失或发生信息泄露等方面的风险。

舞弊腐败风险是指在中医医院的经济活动中，因为人为地滥用职权、道德诚信品质低下而违背法律道德等准则所发生的舞弊腐败行为，从而为单位带来经济损失和声誉损失的风险。

效率风险是指中医医院在提供服务、维护和实现社会公共利益等方面职能时的效率与效果降低的风险。

医疗服务风险是指在医疗过程中的不良现象包括药物的不良反应、医疗中的误诊误治或差错事故，或由于服务不到位、不合规合法、公共安全意识淡薄或应急响应不完善等方面造成履职服务效率和质量低下、达不到履职服务规范要求等方面的风险，并由此导致患者健康、心理及其相关权益被损坏的风险。

2.风险分类框架

建立风险分类框架在中医医院风险管理中具有很大的实用性，方便风险评估工作中风险识别阶段将单位层面和业务层面的风险点进行筛选、整理、归类和汇总，最终形成中医医院的风险数据库。

单位层面风险按照《行政事业单位内部控制规范（试行）》单位层面风险评估关注的重要事项进行划分。业务层面风险以中医医院经济业务活动和本次课题开展的业务范围为出发点，结合业务活动中具体业务环节，设计搭建统一"五大

风险类型 + 二个管理层级的三级风险分类框架"（见表 2-1）。各级风险划分标准如下：

一级风险是指中医医院单位层面关注的重要事项和业务领域所面临的总体性风险。

二级风险是指中医医院各主要业务领域中主要业务流程环节所产生的风险，是对一级风险项下的细分。

三级风险是指中医医院业务领域中各主要业务流程环节内，针对具体的操作和执行所产生的风险，是可能导致二级风险发生的主要风险诱因，是对二级风险项下的细分。

表 2-1　"五大类型 + 二个管理层级的三级风险分类框架"示例表

序号	一级风险	二级风险	三级风险	风险类型				
				合规风险	资产安全风险	财务和信息风险	舞弊与道德诚信风险	医疗风险
单位层面（示例）								
1	决策机制风险	相关业务未明确决策机构，未明确授权审批程序导致业务无法进行审核审批		√				
2	舞弊风险	不相容岗位未能有效分离，导致舞弊情况发生或给单位带来经济损失或导致信息泄露					√	
……								
业务层面（示例）								
1	预算管理风险	预算编制风险	项目申报资料编制不规范、不完整、错报漏报			√		
2		预算执行风险	预算调整方案未按程序要求对预算调整进行审核	√				
……								

五、风险评估标准

（一）风险评估标准的概念和设计思路

1. 风险评估标准的概念

风险评估是量化测评风险发生可能程度及造成的后果，风险值等于风险发生可能性和风险影响程度的乘积。用风险值可进行风险等级划分。因此，风险评估标准是指中医医院风险发生的可能性和风险影响程度的标准以及评价标准。

2. 风险评估标准的设计思路

中医医院风险评估是通过风险发生的可能性和风险的影响程度2个维度确定风险评估标准，采用定性与定量相结合方法进行设计。定性方法是直接用文字描述风险发生可能性的高低、风险对目标的影响程度，如极低、较低、中等、较高、极高等。定量方法是对风险发生可能性的高低、风险对目标影响程度用具有实际意义的数量描述，如对风险发生可能性的高低用概率来表示，对目标影响程度用损失金额来表示。

中医医院风险评估标准是在参照行政事业单位内控规范理论框架基础上，吸收借鉴国资委关于印发《中央企业全面风险管理指引》的通知中风险评估理论并结合中医医院行业实际情况的基础上进行设计，供实际操作参考。

（二）风险发生可能性的评估标准

风险发生可能性是指风险发生概率。风险发生可能性种类一般包括发生的概率、风险事件类、日常运营等类型，可能性分为五个等级，分别是"极低、较低、中等、较高、极高"，对每个可能性级别进行定性或定量描述，并由低到高赋予"1、2、3、4、5"的分值。

在实际操作中，风险评估人员可以根据具体风险选用以下一种或多种评定标准评估风险发生的可能性。

中医医院风险发生可能性评估标准见表2-2：

表2-2 风险发生可能性评估标准

评估方法	评估标准	风险发生可能性的级别和评分分值				
		极低 1 分	较低 2 分	中等 3 分	较高 4 分	极高 5 分
定性方法	适用于日常运营中可能发生的潜在风险	一般情况下不会发生	极少情况下才发生	某些情况下发生	较多情况下发生	常常会发生
	适用于大型灾害、事件类包括医疗纠纷、医疗事故等风险	今后 10 年内发生的可能少于 1 次	今后 5～10 年内可能发生 1 次	今后 2～5 年内可能发生 1 次	今后 1 年内可能发生 1 次	今后 1 年内至少发生 1 次
定量方法	适用于可通过历史数据计算出风险发生概率的风险	发生概率 ≤ 5%	5%< 发生概率≤ 30%	30%< 发生概率≤ 50%	50%< 发生概率≤ 95%	发生概率 >95%
	适用于风险行为所涉及的工作发生频率评估	适用于风险行为所涉及的工作每年至少发生一次	适用于风险行为所涉及的工作每季度至少发生一次	适用于风险行为所涉及的工作每月至少发生一次	适用于风险行为所涉及的工作每周至少发生一次	适用于风险行为所涉及的工作每天至少发生一次

（三）风险影响程度的评估标准

风险发生的影响程度是从风险的发生可能给医院带来的经济损失、声誉受损、患者人身伤害、违反法律法规等维度来评估。对于每个方面的影响程度设置为五个等级，分别是"极低、较低、中等、较高、极高"，对每个影响程度级别进行定性或定量描述，并由低到高赋予"1、2、3、4、5"的分值。

在实际操作中，风险评估人员选用其中一个主要方面对风险影响程度进行评分或者几个方面结合进行评分。

中医医院风险影响程度评估标准见表2-3：

表 2-3　风险影响程度的评估标准

评估方法	评估标准	风险影响程度级别和评分分值				
		极低 1 分	较低 2 分	中等 3 分	较高 4 分	极高 5 分
定量方法	经济损失	极低的经济损失：小于 10 万元	较低的经济损失：10 万～50 万元	中等的经济损失：50 万～100 万元	较高的经济损失：100 万～500 万元	极高的经济损失：500 万元以上
定性方法	医院声誉	负面消息在医院内部流传，医院声誉没有受损或影响很小，可以忽略	负面消息在当地局部流传，对医院声誉造成轻微损害，影响程度很小且是暂时的	负面消息在某区域流传，对医院声誉造成中等损害，影响可能持续一段时间	负面消息在全国各地流传，对医院声誉造成重大损害，影响将持续很长时间	负面消息流传全国各地，政府或监管机构进行调查，引起公众关注，对医院声誉造成无法弥补的损害，影响将长时间持续
	法律法规	无相关责任	违反医院内部的规章制度，或相关责任人受到行政处罚或警示教育	违反法规，伴随着罚款或公众投诉，相关责任人受到行政处罚	违反法规，导致监管机构的调查，相关责任人或单位领导承担刑事责任	严重违反法规，导致监管机构的调查，重大的起诉和罚款，非常严重的集体诉讼，单位领导承担重大刑事责任
	根据对患者人身造成的损害程度	不需要经过医疗技术鉴定，仅对患者病情有轻微影响	被医疗技术鉴定机构鉴定属于《医疗事故处理条例》中四级医疗事故：造成患者明显人身损害的其他后果的	被医疗技术鉴定机构鉴定属于《医疗事故处理条例》中三级医疗事故：造成患者轻度残疾、器官组织损伤导致一般功能障碍的	被医疗技术鉴定机构鉴定属于《医疗事故处理条例》中二级医疗事故：造成患者中度残疾、器官组织损伤导致严重功能障碍的	被医疗技术鉴定机构鉴定属于《医疗事故处理条例》中一级医疗事故：造成患者死亡、重度残疾的

（四）风险等级标准

中医医院采取通用风险值计算公式计算风险分值和确定风险等级。

风险值（R）= 风险可能性 × 风险影响程度。

中医医院通用的风险等级判定标准见表 2-4：

表 2-4 风险等级标准

风险等级	风险分值 (R)	风险管控级别	备注
极低	$1 \leqslant R \leqslant 3$	一般风险	风险很小，日常工作中极少关注或忽略
较低	$3 < R \leqslant 5$	一般风险	风险较小，日常工作中偶尔关注
中等	$5 < R \leqslant 12$	一般风险	一般风险，需要引起一般关注
较高	$12 < R \leqslant 20$	重大风险	风险很大，需要引起高度关注
极高	$20 < R \leqslant 25$	重大风险	风险极大，需要引起极大关注

第二节 医院风险评估操作方法

一、风险评估的目的与原则

（一）编制目的

基于行政事业单位内控规范的理论框架，针对中医医院行业的六大经济活动业务以及科研和药品管理业务，吸收借鉴了 ISO31000 风险管理国际标准（国际标准化组织 2009 年发布适用于各种组织的风险管理国际标准）和国资委关于印发《中央企业全面风险管理指引》的通知中风险评估理论，结合其他行业实践经验设计符合中医医院实际现状的风险评估具体操作实施程序，指导中医医院开展风险评估工作，推动风险评估机制在中医医院经济业务活动中的有效运转，确定最终的《中医医院风险评估操作方法》。

（二）编制原则

1. 理论性与实用性相结合

本方法编制立足于中医医院行业本身风险管理的特点，参考了国际先进的 ISO31000 风险管理国际标准和国资委关于印发《中央企业全面风险管理指引》的通知中风险评估理论，力求实现理论性和实用性的相互融合。

2. 体系框架与具体实施相结合

本方法一方面明确了中医医院在风险评估过程中需要建立、健全的工作组织，明确各机构职责、风险评估标准、风险评估程序、方法等体系要素，另一方面确定了风险评估具体操作实施步骤和工具表单使用，使让评估者容易掌握，并能够迅速有效对风险进行评估，做到可操作可执行。

二、风险评估工作组织

中医医院的风险评估实行决策机构、管理机构和执行机构三级组织架构管理体系。具体机构职责如下：

（一）决策机构职责

内部控制工作领导小组是风险评估的决策机构。其主要职责为：

（1）负责审批风险评估规章制度文件包括风险评估标准、风险评估操作手册等。

（2）听取管理机构组织开展的风险评估工作汇报并提出指导意见。

（3）负责审议风险评估阶段性工作成果。

（4）负责审批风险评估报告。

（二）管理机构职责

审计部是风险评估的管理机构。其主要职责为：

（1）负责制定和完善风险评估规章制度文件包括风险评估标准、风险评估操作手册等并监督实施。

（2）负责制定风险评估实施方案和通知，组织开展每年至少一次的风险评估工作，监督、检查和考核各部门贯彻、执行内部控制情况，评价内部控制与风险管理的健全性和有效性，并对存在的缺陷提出改进的建议和措施。

（3）依据风险评估标准中"五大风险类型 + 二个管理层级的三级风险分类框架"风险类型对风险清单中已识别风险进行筛选、整理、归类和汇总，形成风险分类表，然后在此基础上梳理形成风险数据库初稿。

（4）组织编制风险评估问卷并发放给各业务部门进行风险评分，对回收上来的有效问卷进行数据统计，确定风险值并进行风险排序，根据风险等级标准确定中医医院的风险等级。

（5）负责编制风险评估报告并上报内部控制工作领导小组审核。

（三）执行机构职责

各部门是风险评估的执行机构。其主要职责为：

（1）按照风险评估实施方案和通知要求识别风险并报送审计部，对汇总形成的风险数据库（初稿）讨论、确认。

（2）填写审计部下发的风险评估问卷表，进行风险评分后反馈审计部。

三、风险评估的方法

风险评估流程：

1. 建立风险评估基础

实施风险评估必须建立风险评估基础，包括风险分类标准、风险评估标准和风险等级划分标准，这三个标准是开展风险评估工作的前提和基础。具体内容详见《中医医院风险评估标准》。

2. 风险识别

风险识别是在风险事件发生前，综合运用多种科学方法比如流程图分析、文件审查、个别访谈、问卷调查等查找中医医院各项经济活动及重要业务流程中存在的风险的过程。风险识别是风险评估的重要环节，风险识别的关键在于识别影响经济活动目标实现的潜在事项，即来源于外部或内部的，可能影响单位目标实现的事件或情况。风险识别需要对中医医院的经济活动的管理现状进行全面摸底，而且是一个动态、连续的过程。中医医院的风险识别包括单位层面和业务层面两个方面。中医医院在进行风险识别时，可以综合运用以下方法：

（1）风险清单法。风险清单法是指由专业人员设计标准表格和问卷，表单和问卷力争涵盖所有风险，受问者对清单上的每个问题作答，以此构建本单位的风险框架，识别出本单位的主要风险。风险清单的局限性在于对清单设计要求较高，否则很容易出现缺漏，特别是医院管理职能千差万别，可能会使某些特殊风险未被包括进去。

（2）流程图法。流程图法是业务层面风险识别普遍采用的方法之一，是从梳理中医医院的业务流程、明确业务环节入手，通过对业务流程分析，可以发现和识别各个环节存在的影响控制目标包括经济活动的合法合规、资产的安全及使用有效、财务信息的真实完整、防范和预防腐败、医疗服务效率效果实现的风险及其起因和影响。业务层面风险识别主要是对中医医院的预算管理、收支管理、政府采购管理、资产管理、建设项目管理、合同管理、科研和药品管理等经济业务事项，针对性地提出内控薄弱环节和风险点隐患。

（3）文件审查法。以中医医院提供资料为基础，通过与国家法律法规、医疗行业管理条例等进行比较，对内部控制设计完整性、有效性进行评估。

（4）访谈法。根据风险评估需要，对于单位层面和业务层面风险点识别不完整的，需要与各部门人员进行沟通，补充获取佐证资料等信息，进一步补充和完善风险数据库。

（5）头脑风暴法。通过召集与业务流程相关的管理人员就业务流程的具体问题或风险事项进行集体讨论或评估。

（6）穿行测试法。在正常运行条件下，选取某一项目，穿越全流程和所有关键环节，把运行结果与设计要求对比，以发现内控流程缺陷。

3. 风险分析、评价和风险应对

风险分析是指在风险识别的基础之上，运用定量和定性方法进一步分析风险发生的可能性以及风险发生后对单位目标实现的影响程度，以便为风险评价和风险应对提供依据。中医医院在风险分析时，根据中医医院风险评估标准中风险发生可能性和风险影响程度，确定风险发生可能性和风险影响程度分值并计算此风险的风险值。风险评价是指在风险分析基础上，将风险分析结果按照风险值进行比较排序，确定中医医院风险等级，然后在此基础上形成单位层面风险数据库、业务层面风险数据库以及重大风险数据库。风险应对是在风险评价的基础上，针对风险数据库中的重大风险提出管控建议，明确主责部门。

四、风险评估操作实施

为扎实有序、高质量完成风险评估工作，依据风险评估的流程并结合中医医院实际情况，建议按照以下三个阶段开展工作即风险评估准备阶段、风险评估实施阶段和风险评估结果汇总阶段。

（一）风险评估准备阶段

1. 建立风险评估基础

在风险评估准备阶段，需提前准备好风险分类标准、风险评估标准以及风险等级划分标准。科学、规范的评估准备，有利于评估的正常实施。

2. 确定风险评估工作组织、业务范围和评估周期

（1）建立风险评估工作组织。中医医院的风险评估工作可以采用由审计部牵头并负责组织实施；也可以采用审计部牵头，聘请第三方机构联合组成工作组具体实施两种方式。具体采用哪种方式根据医院实际情况进行选择。

（2）明确业务范围。风险评估的范围包括单位层面的风险评估和业务层面的风险评估。

单位层面的风险评估是指站在行政事业单位整体的角度上对内部控制工作组织、机制建设和运行情况、制度建立和执行情况、关键岗位工作人员的管理情况和内控信息化情况等方面的风险进行的评估。

业务层面的风险评估主要针对预算业务、收支业务、政府采购业务、资产业务、建设项目、合同管理、科研和药品业务流程的风险进行评估。

（3）风险评估的周期。中医医院的风险评估周期包括定期和不定期两种方式。定期的风险评估是指按照行政事业单位内控规范的要求，经济活动存在的风险每年进行一次全面、系统和客观的风险评估。不定期风险评估是指外部环境、经济活动或管理要求等发生重大变化、发生重大风险事件时，开展的各项专项风险评估工作。

中医医院具体开展风险评估工作前要确定本次风险评估的时间范围。

3. 编制风险评估工作计划和表单模板

风险评估前，审计部编制风险评估工作计划，同时要编制该工作中涉及的表单模板（如风险数据库模板、风险评估问卷、资料收集清单等），以符合本次风险评估工作的要求并为风险评估报告的撰写和风险数据库的形成提供工具支持。

4. 召开工作布置会

审计部下发通知并组织召开工作布置会，明确工作计划、责任分工、程序及关键时间节点要求、任务，进一步宣贯风险评估工作的重要性及意义，以提高参会人员的风险防控意识，加强配合，提高工作效率。

（二）风险评估实施阶段

1. 风险识别

1）确定风险评估目标

中医医院在开展风险评估前要确定本次风险评估活动的主要目标。按照行政事业单位内控规范及内部控制建设内容将目标分成单位层面和业务层面。单位层面的目标是总体目标，包括确保经济活动的合法合规，保证资产的安全及使用有效、财务信息的真实完整、防范和预防腐败、提高医疗服务效率效果。业务层面目标是单位层面目标在业务环节的具体体现。业务层面目标根据部门及岗位职责以工作任务的形式已分解到各业务流程中，业务流程即完成具体工作的步骤。在业务层面风险识别中，主要查找影响其工作任务目标实现的障碍或风险隐患。

2）对单位和业务层面风险进行识别，编制《风险清单表》

风险识别是通过专用工具查找中医医院及中医医院的预算、支出、政府采购、资产管理、合同管理、建设项目管理六大经济活动以及科研和药品管理业务中有无风险，有哪些风险。中医医院的风险识别包括单位层面的风险识别和业务层面的风险识别，具体操作步骤如下：

（1）单位层面风险识别步骤。单位层面的风险识别借鉴中医医院内部控制评价指标体系中单位层面的评价指标，通过收集佐证资料，梳理单位层面的风险点，然后分析形成单位层面的风险清单。对于单位层面风险点识别不完整的，需要与各部门人员进行沟通，补充获取佐证资料等信息，进一步补充单位层面的风险清单。

（2）业务层面风险识别步骤。如果中医医院已经开展内控体系建设并梳理了业务流程，但是业务流程中未进行风险点梳理，审计部可按如下步骤进行操作：

首先，审计部将预算管理、收支管理等八大业务流程按照部门进行分配，各部门将业务流程分发给流程所涉及的岗位，各岗位在流程说明步骤中添加风险项，主要识别影响其工作任务目标实现的潜在风险因素或者是影响业务流程中控制要素实现的潜在风险因素。

其次，审计部收集各部门提交的已加入风险项的业务流程，然后分析整理形成业务层面的风险清单。

3）归类、汇总风险清单，编制《风险分类表》和《风险数据库》

审计部根据中医医院风险评估标准中"五大风险类型＋二个管理层级的三级风险分类框架"风险类型对风险清单中已识别风险进行筛选、整理、归类和汇总，形成风险分类表。根据风险清单和风险分类表整理形成风险数据库初稿。

4）风险识别的工作成果

（1）风险清单表。

（2）风险分类表。

（3）风险数据库初稿。

2. 风险分析、评价和风险应对

1）设计《风险评估问卷》并发给各部门

审计部依据中医医院的风险评估标准，对前期风险清单中已识别的风险设计风险评估问卷并发送预算管理、收支管理等八大业务流程所涉及的部门。各部门风险所涉及的人员参照风险发生可能性和风险影响程度的评分标准并结合自身工作经验对每个风险发生的可能性和影响程度进行打分。各部门填写风险评估问卷后反馈审计部。

2）计算风险值、排序并确定风险等级

审计部对回收的有效问卷进行数据统计，通过从部门、人员等维度赋予相应的权重，从风险的可能性和风险影响程度两个维度进行加权平均计算，并进行风险排序，根据风险等级标准确定中医医院的风险等级。然后在此基础上形成单位层面风险数据库、业务层面风险数据库以及重大风险数据库。

3）风险分析、评价和风险应对的工作成果

（1）风险评估问卷。

（2）单位和业务层面的风险数据库。

（3）重大风险数据库。

（三）风险评估结果汇总阶段

中医医院的风险评估结果可以以评估报告或风险数据库等不同形式体现，由审计部撰写经内部控制领导小组审核通过后，上报单位领导班子，以便单位领导班子关注重要风险，及时采取针对性的风险控制措施。《行政事业单位内控规范》没有给出风险评估报告的具体要求，根据中医医院的实际情况，借鉴企业内控风险评估报告内容，中医医院风险评估报告至少应包括以下内容：

1. 风险评估活动组织情况，包括风险评估活动的工作机制、风险评估范围、评估程序和方法，以及收集资料和证据等情况。

2. 发现的主要潜在风险及风险事件。包括组织机构、关键岗位及信息技术等单位层面的潜在风险及风险事件，以及预算管理、收支管理等业务层面的潜在风险及风险事件。

3. 风险分析和评价结果包括风险排序结果、风险等级结果等。

4. 风险应对措施建议。提出风险应对措施建议，确保建议有针对性和可行性，并落实到责任部门和责任人。

五、风险评估的工具

中医医院风险评估工具包括资料收集清单、风险分类框架、风险清单、风险评估问卷、单位层面风险数据库和业务层面风险数据库、重大风险数据库、风险评估标准、风险等级标准等。

第三节　单位层面风险数据库

一、风险分级

一级风险主要包括内控工作组织风险、内控机制建设风险、内部管理制度风险、关键岗位人员管理风险、财务信息编报风险、信息化建设风险和内部控制评价与监督风险等。

二级风险主要包括内部控制建设启动风险，权力运行机制构建风险，对权力运行监督的风险，权责分配风险，议事决策机制建立风险，岗位责任制建立风险，内控管理制度建立风险，内控管理制度健全风险，内部管理制度执行风险，人员的培训、评价、轮岗等机制建设风险，不相容岗位管理风险，工作人员任职资格能力风险，会计制度与核算执行风险，财务会计报告编报风险，内控信息化系统建设风险，录入信息风险，系统设置风险，内控控制评价风险和内控控制监督风险等。

三级风险主要包括未成立内部控制领导小组；未制定相关的工作机制，未在各部门间建立沟通协调机制和联系机制；未确定内控职能部门、牵头部门；未开展内控建设的启动、业务培训或专题研究会议，单位主要负责人不重视内控建设工作；未开展内部控制风险评估工作；未组织开展业务流程再造；未建立决策权、执行权、监督权相互制约相互协调的内控管理权力运行机制；缺乏对单位权力运行、内控建立与执行的评价与监督；未明确各内控权力部门的职责和权限；未建立单位议事决策机制；未建立内控关键岗位责任制；未建立内控管理制度；决策机制不健全；预算管理制度不健全；收支管理制度不健全；采购管理制度不健全；资产管理制度不健全；建设项目管理制度不健全；合同管理制度不健全；评价与监督管理制度不健全；内部管理制度设计不合理；内控管理制度未得到有效执行；未建立人员的培训、评价、轮岗等机制；未定期对关键岗位人员进行培训、评价、轮岗；存在不相容岗位；未明确工作人员任职资格能力；关键岗位人员任职资格或能力存在缺陷；未执行相关财务管理办法；财务核算不准确；财务信息编报不合规，内容不真实、不完整；未建设内控信息化系统；未与财政相关系统进行数据对接，造成录入数据不准确、不完整；未设置系统预算控制预警阈值，预算追加频繁或超预算支出风险；未按实际情况设置系统，导致财务信息不真实；系统缺乏对资产配置统计分析和对资产配备标准的控制，导致资产配置与采购脱钩；系统登录权限设置匹配不合理，存在职责不相容岗位互斥情况，账号分配、使用、保密措施不严格，导致登录操作混乱；未定期组织内控评价；工作计划及方案编制不合理，不可行；人员能力不足导致评价结果可参考性不强；未对评价资料归档；整改方案不合理导致整改工作不能落实；未按照反馈的检查情况整改、完善；整改处理意见不合理或不符合实际情况等。

二、风险类型

上述风险涉及的风险类型是合法合规、资产安全、财务信息、舞弊诚信、效率效果等。

三、主责部门

需要采取措施管控上述风险的机构或职能部门是：内部决策机构、内控工作小组、内控领导小组、财务部门、内控评价与监督小组等。

四、风险管控措施

针对上述风险，主责部门可以采取措施进行风险管控。如：

（1）成立内部控制领导小组、工作小组、评价监督小组，明确各小组的职责和人员情况；单位主要负责人担任领导小组组长；评价监督小组与其他小组保持相对独立。

（2）建立内控建设实施方案，明确内控建设的目标、程序、时间节点、各部门及人员在内部控制实施过程中的责任以及工作任务、内控建设保障措施等。

（3）明确内部控制的职能部门（实施办公室）或牵头部门（或岗位），明确相关职责。

（4）单位主要负责人在项目启动前和内控实施过程中应主持召开针对国家政策、内控制度、内控建设实施方案、工作机制、人员备案等内容的专题培训。

（5）在建设内控体系之初应自行或委托第三方单位开展单位的系统性风险评估；在外部环境或单位业务发生较大变动情况下应自行或委托第三方单位开展重点业务风险评估。

（6）自行或委托第三方单位根据单位"三定"方案，进行组织及业务流程梳理、再造，编制流程图，编写流程说明和对风险的管控措施。

（7）在对单位权力结构梳理的基础上，构建决策科学、执行坚决、监督有力的权力运行机制，确保决策权、执行权、监督权既相互制约又相互协调。

（8）建立与审计、纪检监察等职能部门或岗位联动的权力运行监督及考评机制，以定期督查决策权、执行权等权力行使的情况，及时发现权力运行过程中的问题，予以校正和改进。

（9）自行或委托第三方单位建立单位议事决策机构，按内部控制，健全内控决策机制，建立内部管理制度，梳理业务流程，确定关键业务节点，建立和完善各部门职责和权限，建立和完善内控关键岗位职责。

（10）自行或委托第三方单位根据实际业务修订现有管理制度。预算管理制度应包括组织机构及职权、分级权限、预算编制与内部审批、预算分解下达、预算执行、决算以及绩效评价等内容；收支管理制度应包括组织机构及职权、分级权限、收入管理、票据管理、支出管理、银行账户管理以及监督等内容；采购管理制度应包括组织机构及职权、分级权限、预算与计划、需求申请与审批、采购组织形式及各采购方式、采购过程管理、采购验收以及采购质疑投诉答复等内容；资产管理制度应包括组织机构及职权、分级权限、资产配置、资产保管使用、资产管理、资产处置等内容；建设项目管理制度应包括组织机构及职权、分级权限、项目立项与审核、概算预算、招标投标、工程变更、资金控制、验收与决算等内容；合同管理制度应包括组织机构及职权、分级权限、合同订立、合同履行、合同归档、合同纠纷处理等内容；评价与监督管理制度应包括组织机构及职权、分级权限以及监督的定义、目的、实施主体、内容和要求、评价与监督的执行、评价与监督结果运用等内容。

（11）加强内部宣贯，认真贯彻执行内控制度，加强执行效率效果的检查、评价监督。

（12）自行或聘请第三方参与单位根据单位实际情况建立人员的培训、评价、轮岗等机制；内容包括人员的选用标准、培训、评价、轮岗等；梳理业务流程，确定关键业务节点，分析不相容岗位情况后分离不相容岗位；明确各关键岗位的任职资格能力并作为选用相关人员的标准；加强内部培训，对于经培训后仍不能胜任的进行调岗。

（13）规范核算业务，加强财务人员业务培训，加入财务核算复核环节；加强对于财务工作的审计与监督；对未执行财务制度的财务工作人员提出约谈或调岗。

（14）聘请第三方参与单位内部信息建设；加强单位信息系统与财政一体化及其他系统对接建设，了解财政每年项目上报相关材料口径是否相对稳定，及财政目前能提供到什么程度及方式的数据对接，从而考虑是否对未来实现数据对接预留端口。

（15）明确预算执行预警阈值要素，包括预警时间、额度、注意事项等需求，加强警报系统的建设和应用。

（16）明确统计口径需求，加强系统应用开发，通过系统数据细化，实现数据的多元化统计功能。

（17）加强单位系统开发，在系统内设置常用公用设施配置标准，并与购置计划相对接。

（18）按照岗位职责、授权机制、职责不相容等方面对系统登录权限进行梳理和完善，加强账号使用、保密等方面的管理，定期进行系统更新、系统日志检查、备份，提高系统安全性，防止数据泄露。

（19）每年定期自行或委托第三方机构开展内控评价工作，至少每年开展一次。由牵头部门制订计划，发布通知，组织实施。

（20）制订工作计划、方案、评价指标，做到计划合理，具有高度可行性、指标体系科学，对各评价项目逐项做出初步判断并提出判断理由和意见。

（21）加强风险管理意识，提升把控风险能力；加强培训，提高相关人员的专业技能；明确内控评价方法及操作程序，制定具体工具及使用规则，便于工作人员准确开展内控评价工作。

（22）收集全面完整的资料，保证实施一次内控工作建立一套专门的工作档案。

（23）加强业务学习，落实岗位责任，针对内控问题，提出具有可行性的措施。

（24）牵头部门及时下发通知，结合评价结果明确应检查的基本情况、存在问题及原因分析，改进工作的建议，积极推进整改工作，并定期反馈落实情况。

（25）相关部门检查整改措施是否合理；监督小组成员对检查报告签字或盖章，落实岗位职责；分管领导审核评价报告及整改方案。

第四节　业务层面风险数据库

一、预算业务风险数据库

（一）风险分级

一级风险主要包括预算管理风险。

二级风险主要包括项目库管理风险、收入预算编报风险、基本支出预算编制风险、部门预算编制风险、预算指标内部分解风险、预算执行风险、预算调整风险、预算执行分析风险、决算编报风险、信息公开风险、绩效评价风险等。

三级风险主要包括工作布置风险，需求真实性、合理性、必要性风险，申报资料风险，审核类风险，涉及三重一大类项目执行风险，申报风险，数据统计风险，预算编制风险，调整风险，分解方案编制风险，内部下达及执行风险，预算执行方式确定风险，预算执行事前审批风险，分级授权风险，调整依据风险，数据收集风险，数据分析风险，分析结果运用风险，决算上报风险，决算数据运用风险，公开时限风险，公开范围风险，绩效评价实施方案编制风险，绩效目标设置风险，评价范围确定风险，绩效评价报告编报风险，绩效评价报告利用风险等。

（二）风险类型

上述风险涉及的风险类型是合法合规、财务信息、舞弊诚信、效率效果等。

（三）主责部门

需要采取措施管控上述风险的机构或职能部门，包括预算归口管理部门、项目需求部门、各审核环节、预算业务决策机构、收入业务执行部门、基础数据归口管理部门、单位决策机构、预算需求部门及实施部门等。

（四）风险管控措施

针对上述风险，主责部门可以采取措施进行风险管控。如：

（1）召开预算布置会，部署预算编制的工作内容、编制要求、分工和时间节点要求，落实预算编制主体责任。

（2）尽早布置，组织做好项目储备；项目支出条件政策依据充分，属于跨年度项目的，结合项目实施进度据实申报，特别是涉及重大项目的应提前委托中介机构进行专业评审，合理设定申报绩效目标。

（3）项目申报材料包括但不限于政策依据、支出内容、绩效目标、任务清单、资金需求、实施周期、立项论证情况、其他信息；一次性基建项目以及增量资产需要取得主管部门批复后再行申报。

（4）各审核环节应结合自身权限从不同角度审核项目预算申报事项及材料的真实性、必要性、合理性、可行性、科学性、合规性、完整性并签署审核意见。

（5）按项目的重要程度平衡排序，在年度预算预计额度内优先满足重要项目预算需求；重点论证项目的可行性以及绩效目标设置的合理性，确保单位预算项目绩效目标达成，申报工作良性循环。记录集体决策结果。

（6）于规定日期前报同级财政部门批准入库。

（7）充分考虑减税降费和非税收入的政策变化等影响，结合单位性质以及收入种类按照综合预算原则统计各项收入数据，收入业务执行部门负责人审核收入统计资料并对其真实性、完整性、准确性负责。

（8）根据相关收入统计材料编报收入预算，预算归口管理部门负责人复核收入预算并对其完整性、准确性负责。

（9）结合本单位实际情况核实各项基础数据，有差异的办理变更手续，部门负责人审核收入统计资料并对其真实性、完整性、准确性负责。

（10）预算编报人员在预算管理系统核实并补充关键字段信息同时生成基本支出明细数据和汇总数据，预算归口管理部门负责人核实系统测算的基本支出预算金额并对其真实性、全面性负责。

（11）根据每年部门预算编制要求在规定时间内上报部门预算。

（12）由同级财政部门审定具体项目的资金，应该细化至用款部门和项目，绩效目标应符合绩效目标管理规定，特殊情况未能细化的要说明理由。

（13）各审核环节应结合自身权限从不同角度审核项目预算调整事项及材料的合理性、可行性、完整性、调整后绩效目标的实现程度等并签署审核意见。

（14）结合各业务部门提出的支出需求在明确各业务工作的预算额度、支出方向和支出标准的基础上将法定批复的预算指标分解到各部门、项目。

（15）各审核环节应结合自身权限从不同角度审核预算指标分解的合理性、全面性并签署审核意见。

（16）在规定时间内将内部分解的预算向各部门下达，并督促各部门按计划进度执行预算。

（17）在充分沟通的基础上完成预算指标在部门内部的配置，将预算指标落实到业务活动的各个环节及相关岗位。

（18）根据支出方向、支出标准和支出额度的不同确定相应的支出方式。

（19）对于支出总额明确但具体内容随工作开展才能进一步明确的业务事项应按规定的支出方式及程序履行事前申请与审批手续。

（20）根据不同的预算执行方式从事项、金额以及效率的角度合理划分权限区间。

（21）明确导致预算基础不成立，或预算执行结果产生重大差异的情况：外部环境的变化，国家政策的调整，出现不可抗拒的重大自然灾害或公共紧急事件等。调整申请应说明预算调整的项目、理由、金额、调整前后预算指标的比较以及预算调整所带来的影响等情况。

（22）各审核环节应结合自身权限从不同角度审核预算调整的基础是否成立，调整方案是否合理、可行并签署审核意见。

（23）充分收集项目名称、预算指标额度、已申请到账额度、已支出额度、支出进度、执行进度差异等内容。

（24）根据预算执行分析通报信息，及时检查、追踪和确认预算执行情况并展开分析，提出改进措施，编制预算执行异常情况分析说明。

（25）内部公开预算执行情况并根据预算执行分析结果调整预算执行差异。

（26）根据部门决算编制要求在规定时间上报。

（27）加强编报人员对决算报告编制要求的相关培训，全面收集编制决算报告的相关资料；做好日常核算、审核录入、数据核对、财政对账等项工作。

（28）检查决算报表数据是否真实、准确，与会计账簿的相关数据是否一致，与财政部门和单位内部各部门提供的对账数据是否相符；决算报表数据是否符合报表间、报表内各项目间的逻辑关系，决算报表数据的计算是否正确；决算资料内容是否完整，有无缺表、少表或少填、漏填指标；在规定的时限完成审核并签署意见。

（29）加强预算决算数据的对比分析，找出收支变化的规律和趋势，重点分析各项支出安排是否合理，项目支出是否达到了既定的效果，为以后年度的预算编制提供重要参考。

（30）应将预算、决算信息自该信息形成或者变更之日起 20 个工作日通过政府公报、政府网站或者其他互联网政务媒体、新闻发布会以及报刊、广播、电视等途径予以公开。

（31）细化政府预决算公开内容，除涉密信息外，政府预决算支出全部细化公开到功能分类的科目，专项转移支付预决算按项目按地区公开。加大"三公"经费公开力度，细化公开内容，除涉密信息外，所有财政资金安排的"三公"经费都要公开。

（32）根据追加项目资金、公用经费、在建工程款、已签订合同的政府采购类项目（非基建）、上级政府规定的民生支出、重点项目制订相应的评价指标。

（33）绩效目标应当包括以下主要内容：预期产出，包括提供的公共产品和服务的数量；预期效果，包括经济效益、社会效益、环境效益和持续影响等；服务对象或项目受益人满意程度；达到预期产出所需要的成本资源；衡量预期产出、预期效果和服务对象满意程度的绩效指标；绩效目标应具体，可衡量，可达到；绩效指标个数需达 3 个以上，量化指标个数占总指标个数比例达 2/3 以上。

（34）开展绩效评价的范围如下：①上年度所有支出项目开展绩效自评；②同级财政上年度社会专家事前绩效目标评审项目；③上年度的重大项目；④上年度被重点监控督办项目；⑤以前年度同级财政绩效评价得分 80 分以下项目。

（35）绩效评价主要包括下列内容：①绩效目标的完成情况；②财政资金使用情况；③为实现绩效目标制定的制度、采取的措施等；④绩效目标的实现程度及产出和结果的经济性、效率性、效益性（包括经济效益、生态效益、社会效益、可持续影响等）。

（36）相关业务部门应根据评价报告组织整改，以达到充分提高财政资金使用效率与效果的目的。

二、收支业务风险数据库

（一）风险分级

一级风险主要包括收支管理风险。

二级风险主要包括医疗收入管理风险、支出事前申请审批风险、报销及审批风险、公务卡报账还款风险、借款风险、耗材付款风险、药品核算管理风险、门诊退费风险、库存现金管理风险、银行存款管理风险、财务印章管理风险、银行账户管理风险、票据管理风险、往来款管理风险、财务分析风险、会计档案管理风险等。

三级风险主要包括收费标准风险、费用收取风险、过程稽核风险、财务核算风险、业务流程风险、审核类风险、分级授权风险、大额资金使用风险、报销单据填制风险、逾期还款风险、借款需求风险、借款手续风险、付款依据类风险、药品验收风险、登记类风险、退费票据无效风险、门诊类复核风险、住院/检（化）验/药品类复核风险、库存现金超限风险、现金提取超限风险、库存现金盘点风险、账实不符风险、存在不相容岗位风险、违规开立/变更/撤销账户风险、制度缺失风险、门诊及住院收费票据管理风险、行政事业单位收费票据及发票管理风险、债权资产流失风险、分析质量风险、归档风险、借阅风险等。

（二）风险类型

上述风险涉及的风险类型是合法合规、资产安全、财务信息、舞弊诚信、效率效果、医疗服务等。

（三）主责部门

需要采取措施管控上述风险的机构或职能部门，如：收费部门、财务部门、内控工作小组、单位决策机构、经办部门、各审核环节、采购归口管理部门、药品归口管理部门、药品核算归口部门、咨询台工作人员、门诊相关部门、住院相关部门、需求部门等。

（四）风险管控措施

针对上述风险，主责部门可以采取措施进行风险管控。如：

（1）应按物价部门制定的收费标准和相关规定执行，做到不漏收、不重收和不多收。

（2）收费人员按报表金额核对无误后再进行结账，及时、完整上交审核人；审核人复核账表、账实、账账是否相符，出现不一致时及时告知并纠正后送存银行并按当日收入金额全额按时上交财务部门，并做好记录。

（3）收入稽核人员将银行进账单、收入日报表、现金交款单、银行推送进行核对，并和收费系统进行核对，确保账表、账实、账账相符；财务人员定期审查库存现金量与报表、系统是否一致，不一致时及时进行纠正。

（4）财务人员每月核对收入月报表与当月所有日报表的收入总和，确认一致后及时入账确认收入；建立登记簿，做好交接环节的相关记录。

（5）自行或委托第三方梳理支出事项前申请审批流程，完善相关业务表单。

（6）各审核环节应结合自身权限从不同角度审核支出申请事项是否合规并签署审核意见。

（7）应从支出事项、金额以及效率的角度合理划分权限区间。

（8）合理设置大额资金标准并将大额资金使用事项纳入单位议事决策范围。

（9）自行或委托第三方梳理报销及审批流程，完善相关业务表单。

（10）经办人员根据财务规定整理报销资料，填写报销单据，确保单据填写要素齐全，原始单据真实、合规、完整。

（11）各审核环节应结合自身权限从不同角度审核报销申请单据来源是否合法，内容是否真实、完整，使用是否准确，审批手续是否齐全，支付事项是否在预算额度内，是否有预算批复文件，核对报销金额是否符合标准要求。

（12）应从报销事项、金额以及效率的角度合理划分权限区间。

（13）持卡人发生公务卡结算业务，取得发票和有关公务卡消费凭条（POS单）并签字，对于缺省卡号及刷卡日期等不清晰处填补齐全。

（14）工作人员在每月还款日前10个工作日内到财务部门进行报销，财务人员根据签批手续完备的报账资料及时还款。

（15）明确各项业务借款事项范围、标准，不得办理不符合规定的借款事项。

（16）借款人应填写借支事由、借款金额、借款日期、归属部门及收款单位、账户、开户行等信息并提供需要借款依据，履行规定签批手续。

（17）各审核环节应结合自身权限从不同角度审核借款资料要素填写是否齐全、真实，是否按规定用途支出，是否符合借款标准，签批手续是否完备等内容。

（18）根据采购合同按时、按量提出付款计划，按实际支出情况填写费用报销单，确保填写要素齐全，并附上反映支出明细内容的原始单据。

（19）应按照规定的验收程序验收入库；经验收不合格的药品不允许入库并联系供货商及时进行更换；根据实际的入库品名、数量、价格填写入库单，并注明该批入库药品的生产批号、生产日期、生产厂家、有效期等信息。

（20）药品核算人员根据供应商提供的随货同行联，结合自身权限审核药品入库是否合格，打印入库单一式两联并签字确认，一联留存，一联交药品采购。

（21）财务核算人员建立各供应商明细账；根据药品核算人员审核后的"入库验收单""随货同行联"登记入账。

（22）审核发票是否超期，联次是否齐全；若无法提供发票，病人需提供证明，并由病人本人签字确认；发票超过一年不得退款。

（23）完善发票和门诊病人退费单上的签字（当日退费由病人、开单医生、门办主任签字；次日退费由病人、开单医生、门办主任、收费组长、科室主任或科室主任指定专人签字）。

（24）门诊检查后住院，要退门诊检查费用，发票必须要有科室护士长的签名，注明该笔费用已记入住院费用；放射科、功能科、病理科、检验科的退费，退费发票上必须要有该检查项目科室主任的签名；药品退费需门诊中、西药房经办人签字。

（25）出纳人员每日清点现金，对于库存限额以上的现金及时送存银行。

（26）财务部门设专人审核提现申请，是否存在超范围、超额度提取现金情况。

（27）指定不办理货币资金业务的财务人员定期或不定期抽查盘点库存现金是否存在账款不符、白条抵库、私借挪用、账外资金情况。

（28）出纳每月及时取得银行对账单；会计岗月末审核银行存款余额，编制银行存款余额调节表，核实未达账项；稽核岗定期或不定期核对银行存款余额调节表。

（29）明确印章保管责任，严禁一人保管收付款所需的全部印章；可以由财务负责人保管财务专用章，出纳保管个人名章。

（30）加强银行账户的管理，严格按规定办理账户开立、变更和撤销业务，定期检查、清查银行账户的使用情况。

（31）规定票据购、领、存、销流程，明确票据管理岗职责权限，设置票据管理登记簿。

（32）设置票据管理岗，分离票据管理不相容岗位，设置备查账，加强印章管理和票据真实性、完整性审核。

（33）票据由财务部门统一按照上级主管部门指定的地点购买或印刷；设置收费票据购领账簿，分离不相容岗位，加强票据领用与注销、日报表稽核管理。

（34）登记领购票人签名、票据种类、领购数量、票据起止号码、领用人签字、领用时间等；不定期稽核发票的购买、使用和结存情况，检查结果纳入岗位绩效考核。

（35）设置专人核算往来款项，定期清理、汇报往来款项情况，建设催收机制，对大额债权采取保全措施。

（36）财务人员应每季度出具财务分析报告，负责人审核财务分析报告，根据相关部门的问题反馈及改进措施提出管理建议，经相关领导签批后作为决策的参考依据。

（37）财务人员应定期整理凭证、报表等会计资料并打印、盖章，同时对会计资料进行立卷、装订，编制档案清册，经财务部门负责人审核后按照档案管理的要求进行保管。

（38）申请借阅的部门负责人要审核借阅申请事项；借阅或复制会计档案须有财务人员在场，严禁查阅或复制人员在会计档案上涂画、拆封和抽换；设置登记簿登记借阅人、借阅部门、借阅理由等信息。

三、采购业务风险数据库

（一）风险分级

一级风险主要包括采购管理风险。

二级风险主要包括组织类风险，购置论证类风险，采购计划管理风险，采购方式变更风险，招标代理机构管理风险，评标管理风险，办公设备类采购风险，新进医疗耗材申购风险，医疗耗材日常申购风险，新进物资申购风险，物资日常申购风险，公开招标，竞争性谈判，竞争性磋商和询价采购风险，单一来源采购风险，内部公开比选风险，内部邀请招标风险，分散采购风险，采购验收风险，采购质疑与投诉风险等。

三级风险主要包括归口管理部门／职责缺失风险、技术参数设置类风险、管理效率风险、审核类风险、采购计划编制风险、采购计划报备风险、非公开招标采购方式变更合法合规及效率类风险、变更为单一来源采购方式风险、代理机构资质风险、代理协议编制风险、审核类风险、评委资质风险、评标过程风险、超标配置风险、新进耗材配置风险、申购计划编报风险、新进物资配置风险、用户需求书及招标文件编制风险、中标结果风险、档案收集不完整风险、未公示风险、未记录风险、采购文件编制风险、评标专家资质风险、比选过程风险、供应商履约能力不足风险、供应商选择风险、验收质量检验无控制风险、验收资料收集风险、回复时效风险、回复方案编制风险等。

（二）风险类型

上述风险涉及的风险类型是合法合规、资产安全、财务信息、舞弊诚信、效率效果、医疗服务等。

（三）主责部门

需要采取措施管控上述风险的机构或职能部门，如：内控领导小组、采购归口管理部门、各审核环节、内控工作小组、需求部门、医务管理部门、物资管理部门、监督部门、专家组、使用部门、设备管理部门、资产归口管理部门等。

（四）风险管控措施

针对上述风险，主责部门可以采取措施进行风险管控。如：

（1）设立采购归口管理部门、采购管理员、采购员，明确相关职责和权限。

（2）结合实际需求加强市场调研，成立专家组对医疗设备的价格、型号、是否需要配套设备、基本技术参数和要求等进行充分论证。

（3）合理划分通用办公类采购、一般医疗类采购、紧急医疗类采购、进口医疗类采购、信息化类项目采购等的事项范围并分别设置相应的管理流程及审批权限。

（4）建立内部各职能部门、内部监督部门、采购归口管理部门、资产归口管理部门以及各级领导组成的联动机制，分别从申请事项的真实性、合理性、参数设置的科学性、资产配置合规性、资金来源确定性及预算合规性、可行性、必要性、重要程度等方面进行审核。

（5）年度采购计划应当包括：需求部门、项目类别、项目名称、资金来源、项目预算、用途、建议采购方式，是否进口产品、预计采购时间、合同期限等。

（6）根据政府采购目录及其限额标准确定采购组织形式及具体采购方式；优化采购计划编报流程，加入上报前的内部审核环节。

（7）根据财政部门要求上报或备案采购计划。

（8）梳理采购方式变更的程序，合理设置采购方式变更的权限；政府采购以公开招标为主要采购方式，若需采用其他采购方式，按照《中华人民共和国政府采购法》规定的条件提出书面申请。

①邀请招标方式采购：A.具有特殊性，只能从有限范围的供应商处采购的；B.采用公开招标方式的费用占政府采购项目总价值的比例过大的；

②采用竞争性谈判方式采购：A.招标后没有供应商投标或者没有合格标的或者重新招标未能成立的；B.技术复杂或者性质特殊，不能确定详细规格或者具体要求的；C.采用招标所需时间不能满足用户紧急需要的；D.不能事先计算出价格总额的；

③采用单一来源方式采购：A.只能从唯一供应商处采购的；B.发生了不可预见的紧急情况不能从其他供应商处采购的；C.必须保证原有采购项目一致性或者服务配套的要求，需要继续从原供应商处添购，且添购资金总额不超过原合同采购金额百分之十的。

④采用询价方式采购：采购的货物规格、标准统一，现货货源充足且价格变化幅度小的。

（9）结合实际情况说明采购方式变更理由，说明内容包括：采购人名称、采购项目名称、项目预算、项目概况等基本情况，拟申请采用的采购方式和理由，以及项目联系人和联系电话等信息；组织具有一定的职业职称的专业人员具体对因专利、专有技术或者公共服务项目有特殊要求等原因而具有唯一性的相关供应商进行论证并将结果进行公示；及时接收潜在供应商、单位、个人的异议，针对异议事项及时组织补充论证；论证后及时反馈信息，做到公示无异议时，才可申请或变更单一来源采购方式。

（10）代理协议需要明确采购人、采购代理机构的权利与义务、纠纷解决方式等内容。

（11）审核招标代理机构是否取得代理政府采购业务资格，是否主管部门批准，是否有常驻办事机构，在以往代理项目中是否存在不良记录。

（12）评标专家应从事相关专业领域工作满一定年限并具有高级职称或者同等专业水平，熟悉有关招标投标的法律法规并具有与招标项目相关的实践经验，能够认真、公正、诚实、廉洁地履行职责。

（13）评标程序要求：评标过程需要采购归口管理部门、监察部门参加，若不参加，则进行录像。

（14）完善业务流程，在办公设备采购过程中加入资产配置、预算审核等环节。

（15）需求部门、医务管理部门、采购归口管理部门应加强新进医疗耗材（特别是高值医疗耗材）的审核工作，对新进医疗耗材从适用情况、申请理由、通知情况、参考价格、是否挂网等进行充分审核。

（16）优化申购流程，应充分结合实际库存及日常消耗情况由采购归口管理部门统筹编制申购计划，加强临时申购计划的审核，提高耗材管理能力以尽量减少临时申购行为。

（17）需求部门、物资管理部门、采购归口管理部门应加强新进物资的审核工作，对新进物资从适用情况、申请理由、通知情况、参考价格等方面进行充分审核。

（18）避免在采购技术参数中规定排斥潜在供应商等方面的内容，不得以不合理的条件对供应商实行差别待遇或者歧视待遇。

（19）中标人的投标应当符合下列条件之一：①能够最大限度地满足招标文件中规定的各项综合评价标准；②能够满足招标文件的实质性要求，并且经评审的投标价格最低，但是投标价格低于成本的除外。

（20）采购文件包括采购活动记录、采购预算、招标文件、投标文件、评标标准、评估报告、定标文件、合同文本、验收证明、质疑答复、投诉处理决定及其他有关文件、资料。

（21）在拟采用单一来源采购前和单一来源采购完成后通过医院网站、公告栏、相关政府采购网站及时公示单一来源采购事项，公示期不少于5个工作日；接收相关单位或个人的异议，并做出相应的处理。

（22）按照财政部的规定由专人在保证采购项目质量前提下与供应商商定合理的成交价格并编写协商情况记录，协商情况记录由采购全体人员签字认可。

（23）根据实际需求编制采购文件，尽可能详细描述采购项目的特点、技术参数、质量要求等内容。

（24）在内部公开比选采购前和采购完成后通过医院网站、公告栏、相关政府采购网站及时公示采购事项，公示期不少于5个工作日；接收相关单位或个人的异议，并做出相应的处理。

（25）评标专家应从事相关专业领域工作满一定年限并具有高级职称或者同等专业水平并具有与该项目相关的实践经验；应由监督部门在院内医疗专家库随机抽取5名专家组成专家组，必要时可在院外专家库随机抽取院外专家。

（26）由监督部门现场监督拆封供应商报价文件；专家组对供应商提交的资料进行资质审查，并根据质量、价格、售后、业绩、送货响应时间等综合评分确定候选供应商排序，出具评分排序结果报告，签字确认比选结果。

（27）使用部门、设备管理部门前期做好价格等方面的市场调研准备工作，采购归口管理部门根据医院在用供货商库、网上查询、外院咨询等方式收集潜在供应商资格证明材料，调查其履约能力。

（28）应明确说明供应商、货物、服务的资格条件要求，体现满足采购需求、质量和服务相等的采购项目实质性要求，采购项目价格构成或者报价要求等信息；在履约能力较为突出的供应商中选择三家进行邀请；根据供应商提供的货物、服务能够满足采购需求情况，成交的价格合理情况综合研判，确定成交供应商优先方案；参与人员签字确认评选结果。

（29）根据合同约定验收；需求部门参与验收；对于大型或者复杂的政府采购项目委托第三方机构配合验收；验收通过后办理验收手续，参验方验收签字确认验收结果。

（30）收集采购合同、验收报告书、发票、交接清单、产品合格证书、设备开箱记录等资料。

（31）采购人、采购代理机构不得拒收质疑供应商在法定质疑期内发出的质疑函，应当在收到质疑函后 7 个工作日内做出答复，并以书面形式通知质疑供应商和其他有关供应商。

（32）充分论证供应商质疑问题对采购产生的影响，出具合理解决或回复方案。质疑答复应当包括下列内容：①质疑供应商的姓名或者名称；②收到质疑函的日期、质疑项目名称及编号；③质疑事项、质疑答复的具体内容、事实依据和法律依据；④告知质疑供应商依法投诉的权利；⑤质疑答复人名称；⑥答复质疑的日期。质疑答复的内容不得涉及商业秘密。

四、资产管理业务风险数据库

（一）风险分级

一级风险主要包括资产管理风险。

二级风险主要包括组织类风险、重要资产管理风险、一般物资领用风险、医疗耗材领用管理风险、医疗耗材退换管理风险、植入性耗材管理风险、部门间设备转移管理风险、资产对外捐赠风险、资产对外出租风险、设备维修风险、库存物资盘点风险、固定资产盘点风险、资产清查风险、资产报废与处置风险、公务车辆管理制度 / 流程缺失风险、一般车辆使用管理风险、救护车辆使用管理风险、车辆维修管理风险、资产注销风险等。

三级风险主要包括归口管理部门 / 职责缺失风险、登记类风险、审核类风险、领用人员资质风险、有效期及领用时限管理风险、验收管理风险、领用与保管风险、服务风险、档案管理风险、手续缺失风险、登记与核算类风险、可行性论证不充分风险、资产出租价值评估风险、出租手续缺失风险、出租收益收取风险、维修申请手续缺失风险、验收风险、未定期组织盘点风险、盘点工作监督风险、审核报告类风险、资产处置未经审批风险、未定期组织资产清查风险、违规处置资产风险、随意处置风险、分级授权风险、公车使用未进行申请 / 登记风险、救护车辆使用未进行申请 / 登记风险、服务类风险、收费类风险、车辆维修申报风险、分级权限风险、资产处置价值偏低风险、资产处置收入收取风险、未执行收支两条线风险等。

（二）风险类型

上述风险涉及的风险类型是合法合规、资产安全、财务信息、舞弊诚信、效率效果、医疗服务等。

（三）主责部门

需要采取措施管控上述风险的机构或职能部门，如：内控领导小组、资产归口管理部门、各审核环节、领用部门、使用部门、业务部门、设备转出部门、财务部门、资产使用或占用部门、技术鉴定部门、单位决策机构、办公室等。

（四）风险管控措施

针对上述风险，主责部门可以采取措施进行风险管控。如：

（1）设立资产归口管理部门、资产管理员、库房管理员，明确相关职责和权限。

（2）办理资产领用时应根据领用信息编制、打印并粘贴重要资产标签，明确使用部门、责任人。

（3）物资领用需要填写领用申请单，库房管理员签字确认后发放物资，领用人签字确认后领用物资，库房管理员根据领用情况进行登记。

（4）各业务审核环节应结合自身权限分别从申购计划、申领理由、申领数量等方面进行审核并签署意见。

（5）医疗耗材领用需要填写领用申请单，库房管理员签字确认后发放物资，领用人签字确认后领用物资，库房管理员根据领用情况进行登记，杜绝白条领物。

（6）加强领用人员审核把关，严禁临时工或实习学生领用或代领医疗耗材。

（7）资产归口管理部门对有使用日期限制的医疗耗材应坚持"先进先出"原则，必须按日期由短到长的顺序发放；如存在申请部门未在计划时间领用情况的，资产归口管理部门应向计划领用部门发送催领通知书；经催领仍未领用的，资产归口管理部门可以办理退货并根据实际情况向相关计划领用部门提出绩效管理或处罚建议。

（8）医疗耗材退换需要库房管理员审核确认是否为申领错误、是否为保管不善、是否为人为损坏等原因；对于非人为原因造成损坏的办理退换入库手续，对于人为原因造成损坏的不予退换并提出绩效管理或处罚建议；库房管理员根据退换情况进行登记。

（9）库房管理员须仔细核对产品注册证、商检报告，对产品名称、规格、型号、外包装等信息，如有不符应拒绝收货，验收合格填写《验收签字表》并签字确认后将植入性耗材送至指定地点进行消毒，确保每件植入性耗材都经过严格的消毒程序。

（10）领用人根据申购计划领取耗材，领取时双方再次核对产品名称、规格、型号、外包装等并在出库单上签字确认；领用人领取耗材后在正式使用前要对植入性耗材进行安全保管，对植入性耗材负保管责任。

（11）临床操作或手术中植入的所有内置物术前必须就选择的类型、使用的目的、价格以及不良反应、使用植入医疗器械的益处、可能发生的风险及发生风险后的处理等内容进行医患沟通，征得患者或家属同意，在植入器材使用同意书上签字；医生及手术室护士仔细检查产品外包装，检查产品信息是否符合患者实际需求，消毒是否到位，严格核对患者信息和植入性医用耗材类型。

（12）手术室护士将植入性医疗耗材的产品合格证粘贴在手术记录中，存入病历；医用植入性耗材使用后手术医生必须完整填写植入性耗材记录单，详细填写病人名称、手术科室、主刀医生、订货日期、送货日期、手术日期、耗材使用明细等信息，记录单一式四份，使用部门保存一份，采购归口管理部门保存一份，财务报账保存一份，库房保存一份；手术室护士在手术后填写植入性医疗耗材使用登记表应包括使用科室、病人信息、手术日期、手术名称、使用植入性耗材信息，包括品名、规格型号、批号、生产厂家等信息并粘贴产品合格证；资产归口管理部门做好植入性医疗耗材使用资料档案管理。

（13）转出部门应填写设备转移表，详细记录设备名称，规格型号，购置日期、原值等信息。

（14）各审核环节应结合自身权限分别对设备转移事项的真实性、合理性、必要性、占用及账务记录是否真实等情况进行审核并签署意见。

（15）根据转入转出情况及时进行调整，记录最新资产使用情况，明确资产保管责任部门，及时对资产账目进行更新，确保账目与实物一致。

（16）资产使用或占用部门应编写捐赠报告，详细说明捐赠理由、设备名称、规格型号、购置日期、原值等信息，经内部审核后报送主管、财政部门审批。

（17）各审核环节应结合自身权限分别对对外捐赠事项的真实性、合理性、合规性、必要性、占用及账目记录是否真实等情况进行审核并签署意见。

（18）根据对外捐赠情况及时进行调整、记录最新资产使用情况，及时对资产台账进行更新，确保账实一致。

（19）委托专业机构组织开展资产出租的可行性研究，在单位内进行公示

（公示期不少于 5 个工作日）；提供申报材料包含并不限于：①出租出借书面申请，包含拟出租出借物业的产权情况、使用情况、对外出租出借理由、招租总体规划、预期经济效益、风险评估等内容；②拟出租出借资产的权属证明或相关证明；③拟出租出借资产的价值凭证；④单位公示结果；⑤单位的法人证书复印件；⑥其他需提交的文件、证件及材料。

（20）通过市场询价、聘请有资质的评估机构对拟出租资产的租金进行评估，提出资产出租的租赁建议价格。

（21）资产归口管理部门应按照程序履行相应的资产出租手续。

（22）各审核环节应结合自身权限依据使用率、投资回报、风险控制和跟踪管理等原则分别对对外出租事项的真实性、合理性、合规性、必要性、占用及账务记录是否真实等情况进行审核并签署意见。

（23）建立资产出租台账，对出租出借资产跟踪管理；及时上报备案合同信息、租金收入情况；严格执行收支两条线，上缴财政租金收入；在合同有效出租期内发生租金变动情况应及时在台账中进行反映。

（24）资产归口管理部门应根据合同约定发送收款通知，财务人员应及时确认收入到账情况；若未收到出租收益款项应由财务人员通知资产归口管理部门进行催收，资产归口管理部门根据财务部门提供的数据进行催收。对未按约定支付且经多次催收未果的应按合同约定程序执行。

（25）设备使用或占用部门应编写维修申请，注明维修设备的名称、品牌型号、购买时间、购买金额、保修次数、维修预算、维修原因、效益分析；详细说明故障原因，以便及时排除故障，缩短停机时间。

（26）各审核环节应结合自身权限分别对设备维修事项的真实性及信息的准确性、完整性和预算的合理性等情况进行审核并签署意见。

（27）维修完毕，使用部门及资产归口管理部门应及时检查维修效果并验收签字；大中型医疗仪器设备维修后应认真填写《医疗仪器设备维修表》，注明送修科室，送修日期，设备名称、型号、数量，维修日期，故障情况，修理所用配件，使用科室验收意见等项内容。

（28）对外签约维护保养的医疗设备，应保管合同及相关资料，督促签约方履行签约义务。

（29）资产归口管理部门应编制盘点报告，查明盘点差异原因，合理划分管理责任并提出处理建议；设置盘点报告审核环节，各审核环节应结合自身职责权限分别从盘点结果的真实性及处理建议的合理性、可行性等方面进行审核并签署审核意见。

（30）资产归口管理部门以及财务部门应在盘点后对已批准处理的库存物资及时办理库存账目、财务账目的登记工作。

（31）由资产归口管理部门定期发布盘点通知，成立盘点组，根据账面资产数据制作盘点表，组织固定资产盘点对账。

（32）成立由资产使用部门、财务部门、内审监督部门以及资产归口管理部门组成的盘点组联合盘点，资产使用部门需要确保盘点的真实性、准确性。

（33）达到限额标准的盘亏盘盈资产应报经主管部门或财政部门同意后再行处置。

（34）资产归口管理部门和财务部门应在盘点后对于已批准处理的固定资产及时办理库存账目、财务账目的登记和资产系统的变更工作。

（35）由财务部门制作资产清查方案，发布资产清查通知，成立资产清查小组，根据账面资产数据制作清产核资表，组织资产清查对账。

（36）成立由资产使用部门、财务部门、内审监督部门以及资产归口管理部门组成的清查小组联合清查。

（37）财务部门应编制资产清查报告，查明资产清查差异原因，合理划分管理责任并提出处理建议；设置资产清查报告审核环节，各审核环节应结合自身职责权限分别从资产清查结果的真实性和处理建议的合理性、可行性等方面进行审核并签署审核意见。

（38）使用部门应根据资产实际使用情况提出申请，报损、报废资产需符合以下条件：因技术原因并经过科学论证，确需报废、淘汰的；非正常损失的；已经超过使用年限且无法使用的。财务部门应核对资产名称、数量、规格、性能、用途，提供价值凭证(如购货发票或收据、工程决算副本、记账凭单影印件、固定资产卡片等)；技术鉴定部门对待处置的资产进行技术鉴定并出具鉴定意见，对于鉴定技术达不到的可以委托国家或省有关技术鉴定机构出具鉴定报告。对涉及国家安全和秘密的资产处置，应当按规定做好保密工作，防止失密和泄密。涉密资产按相关规定管理执行。

（39）各审核环节应结合自身权限分别对资产报废、处置事项的合规性、必要性及申报资料的完整性等情况进行审核并签署意见。

（40）应从资产处置规定限额标准以及效率的角度合理划分权限区间。

（41）资产归口管理部门以及财务部门对于已批准处理的资产及时办理库存账目、财务账目的登记和资产系统的变更工作。

（42）应自行或聘请第三方公司协助制定公务车辆管理制度，明确公务车辆的管理、执行部门职责及权限，明确公务车辆的使用、保管、维修维护等管理制度；梳理相关节点的业务流程，明确关键业务环节、关键岗位人员及其职责等内容。

（43）使用人在使用车辆前需要填写派车单，驾驶员凭派车单出车和报销相关费用；驾驶员需要在出车前后填写派车单和工作日记并向车队队长报告；设置工作台账记录车辆动态管理情况。

（44）各审核环节应结合自身权限分别对车辆申请与使用事项的真实性、必要性和申报资料填写的真实性、完整性等情况进行审核并签署意见。

（45）接到急救通知后，挂号值班人员立即通知办公室及急诊部门值班医生、护士，登记出车时间、地点、到达时间、随行人员等信息。其他业务部门因紧急事项派车的，需要在出车前向办公室进行报备，用车完毕补填派车单和工作日记并向车队队长报告；设置工作台账记录车辆动态管理情况。

（46）救护车为医疗救护专用，实行24小时院内值班，由急诊部门主任、护士长签发派车单，司机接到通知后，应在5分钟内做好出车准备，及时出车；护士长每天检查并严格执行交接班制度，做好各种登记。发现抢救仪器有故障应及时报告科主任并请维修工修理；各审核环节应结合自身权限分别对救护对象是否需要转院、转院事项的可行性等情况进行审核并签署意见。

（47）使用救护车一律按标准交费，一般情况先收费后出车。如情况紧急或通过电话呼救者，可先出车，出车费由司机负责督促患者补交；每月末由救护车司机将每次派车单和收费单据校对后交财务部门审查，医务管理部门定期抽查。

（48）驾驶员发现本人所驾驶车辆有故障，应立即提出检查维修意见，并填写车辆保养维修申请表报相关主管领导审批。车辆外出途中出现故障需就地维修的，应本着节约的原则，在规范修车厂进行维修，维修事后应由出差的领导一同确认证明。

（49）例行保养及一定金额以下的维修项目由办公室主任审批，一定金额（含）以上的报分管院长审定。

（50）自行或委托第三方法定机构评估待报损报废资产的出售价值；资产单位价值（原价）达到一定金额（含）以上的，需要出具评估报告并报主管部门、财政部门核准。

（51）资产出售或变价转让价低于评估价90%的须报主管部门、财政部门审批；资产报损、报废收取款项明显偏低或需要支付清运费用的需要提供情况说明。

（52）财务部门收取处置收入款项，复核收款事项、金额是否正确并根据要求扣除处置支出费用后填写一般缴款书上缴资产处置收入。

（53）根据资产处置批复文件以及收入收缴相关材料，及时更新资产管理系统相应资产卡片信息。

五、合同业务风险数据库

（一）风险分级

一级风险主要包括合同管理风险。

二级风险主要包括合同谈判类风险、合同审签风险、合同履行与监督风险、合同纠纷处理风险、合同档案管理风险等。

三级风险主要包括供应商履约能力风险、谈判核心内容风险、合同文本拟定风险、合同文本审核类风险、合同签署权限风险、合同未按约定执行风险、稽核缺失风险、协商沟通类风险、证据收集类风险、审核类风险、归口管理部门设置风险等。

（二）风险类型

上述风险涉及的主要类型是合法合规、资产安全、财务信息、舞弊诚信、效率效果等。

（三）主责部门

需要采取措施管控上述风险的机构或职能部门，如：合同承办部门、各审核环节、院长、业务承办部门、财务部门、合同监督检查小组、单位决策机构、办公室等。

（四）风险管控措施

针对上述风险，主责部门可以采取措施进行风险管控。如：

（1）通过网上查询，收集注册资本、资金来源、银行存款、交付能力、信用记录、经营状况、盈利能力等信息，充分了解合同对方的主体资格、资信情况，包括营业执照是否有效、拟签订的合同内容是否在对方的经营范围之内，综合判断对方是否具有履约能力。

（2）管控谈判的关键环节：①收集、解读国家相关法律法规和行业监管、产业政策以及同类产品或服务价格等与谈判内容相关的信息。②关注合同核心内容和关键细节，具体包括合同标的数量、质量或技术标准、合同价格的确定方式与价款支付方式，履约期限和方式、违约责任和争议的解决方法、合同变更或解除条件等。③对于影响重大、涉及较高专业技术或法律关系复杂的合同还应当聘请外部专家参与合同的相关工作，同时应充分了解外部专家的专业资质、胜任能力、职业道德情况。④谈判过程中的重要事项和参与谈判人员的主要意见，应当予以记录并妥善保管，建立严格的责任追究制度。⑤在谈判过程中加强保密工作。

（3）国家或行业有合同示范文本的，可以优先选用，但对涉及权利义务关系的条款应当进行认真审查，并根据实际情况进行适当修改。有合同标准文本的必须使用标准文本，没有标准文本的要做到：条款不漏项；标的额计算准确，标的物表达清楚；质量有标准，检验有方法；提（交）货地点、运输方式、包装物和结算方式明确；文字表达要严谨，不使用模棱两可或含混不清的词语；违约责任及违约金（或赔偿金）的计算方法准确。

（4）加强承办部门、办公室、法律顾问、财务部门、监审部门等对合同文本的真实性、合规性、完整性、严密性、付款条件等内容的审核工作；对于影响重大或法律关系复杂的合同文本采取合同会审。

（5）法人出具加盖单位公章的签约授权委托书，严禁未经授权擅自以单位名义对外签订合同的行为。

（6）业务承办部门严格按照约定履行合同，承办部门密切跟踪业务执行内容、进度与合同约定是否一致，财务部门密切跟踪支付进度与合同约定是否一致，发现问题及时沟通。

（7）合同监督检查小组定期/不定期以灵活高效方式对合同进行检查并根据检查结果拟定合同奖励方案；单位决策机构评议、确定审计结果及奖惩方案。

（8）跟踪反馈合同履行过程中的异常或可能出现的问题，就未按约定履行、执行过程中发现漏洞或纠纷、隐患以及违约等现象与合同对方进行初步沟通协商，及时征求相关部门或专家、律师意见建议，提出初步解决建议进行汇报，在未得到纠纷处理解决审定意见前不得做出实质性答复。

（9）在合同纠纷处理过程中，经办人员应全面搜集、完整保存相关证据材料，包含但不限于合同对方的资信资料、法定代表人身份证明书、法定代表人授权委托书、企业法人营业执照、从业资格要求的相关证书、来往函件、数据电文、招标投标文件、合同、补充合同、会议纪要、来往函件的签收单据、合同评审表（记录）、合同登记表、合同交底纪要、合同履行信息表、财务结算凭证、起诉状、答辩状等。

（10）各审核环节应结合自身权限对纠纷事项应对方案的合理性、严密性、可行性等方面进行审核并签署意见。

（11）院办公室负责保存全部合同并归档，建立合同台账备查。

六、建设项目业务风险数据库

（一）风险分级

一级风险主要包括建设项目管理风险。

二级风险主要包括项目立项风险、初步设计风险、施工图纸审查风险、概算审查风险、项目招标风险、施工阶段管理风险、变更签证管理风险、验收风险、资产转固风险、结算评审风险、决算评审风险、档案管理风险、绩效评价风险等。

三级风险主要包括组织设置类风险、第三方资质缺陷风险、项目建议书/可行性研究报告审核类风险、设计单位资质缺陷风险、审核类风险、审查单位资质缺陷风险、委托单位资质缺陷风险、代理机构资质缺陷风险、用户需求书编制风险等。

（二）风险类型

上述风险涉及的主要类型是合法合规、资产安全、财务信息、舞弊诚信、效率效果等。

（三）主责部门

需要采取措施管控上述风险的机构或职能部门，如：项目承办部门、各审核环节、参与各方、验收小组、财务部门、资产归口管理部门等。

（四）风险管控措施

针对上述风险，主责部门可以采取措施进行风险管控。如：

（1）项目负责人为建设项目日常工作的主要经办人，应在项目实施期间保持稳定，负责组织前期调研论证、申请前期经费、施工、变更签证、验收、收集保管项目建设过程的资料及档案文件等工作。

（2）建立相应的三方机构选择程序和标准，严格审查设计单位证书的等级，择优选取具有相应资质的设计单位并签订合同；估算总投资5 000万元以上的项目建议书应由相应资质的工程咨询机构编制。

（3）各审核环节应结合自身职责权限分别对项目建议书／可行性研究报告对项目建设的必要性、需求分析、拟建地点、拟建内容与规模、投资估算、资金筹措以及经济效益、环境效益和社会效益等的初步分析的准确性、合理性、科学性进行审核并签署意见；聘请专家从经济效益、环境效益和社会效益等方面重点论证项目的必要性。

（4）建立相应的设计单位选择程序和标准，严格审查设计单位证书的等级，择优选取具有相应资质的设计单位并签订合同。

（5）各审核环节应结合自身职责权限分别对初步设计是否超出经批准的总投资估算、建设内容和建设规模，是否明确各单项工程或单位工程的建设内容、建设规模、建设标准、投资概算、主要材料、设备规格和技术参数等，是否达到国家规定的深度等方面内容进行审核并签署意见。

（6）委托审查单位审查施工图纸与工程造价信息是否对称、技术方案是否能有效落实、设计标准引用是否妥当、是否存在重大错误或缺陷、设计变更是否频繁等内容。

（7）严格审查三方公司的等级，择优选取具有相应资质的审查单位并签订合同。

（8）严格审查委托单位的等级，择优选取具有相应资质的单位并签订合同；重点审核概预算与可行性研究报告总投资是否一致；是否建立基建项目概预算环节的控制制度；编制依据、项目内容、工程计量、定额套用等方面内容是否真实、完整、准确。

（9）建立相应的三方机构选择程序和标准，严格审查代理机构资质，择优选取具有相应资质的代理机构并签订合同。

（10）各审核环节应加强对于用户需求书的审核工作，避免在采购技术参数中规定排斥潜在供应商等方面的内容、不得以不合理的条件对供应商实行差别待遇或者歧视待遇；涉密项目遵循保密规定。

（11）各审核环节应充分论证招标文件中的技术参数、评标标准和方法等内容，招标文件内容要详细，技术规格避免指定特定的技术指标；招标文件中确定的建设标准、建设内容等，应当控制在项目审批部门批准的范围之内；标的计价内容、计价依据，以及标的价格是否在经批准的投资限额内。

（12）参照行政监督部门制定的示范文本，根据招标项目特点和需要编制招标公告；根据项目的性质及预算要求设置标的金额，不得人为肢解工程项目。

（13）应根据代理机构评标结果确认中标供应商并及时在相关网站公示中

标结果。

（14）根据公示结果在规定时限内组织与中标供应商签订采购合同。

（15）建筑工程施工许可证相关证明文件包括但不限于已经办理该建筑工程用地批准手续，在城市规划区的建筑工程，已经取得建设工程规划许可证、施工场地已经基本具备施工条件、需要拆迁的，其拆迁进度符合施工要求，已经确定施工企业，有满足施工需要的施工图纸及技术资料，施工图设计文件已按规定进行了审查，有保证工程质量和安全的具体措施，按照规定应该委托监理的工程已委托监理，建设资金已经落实，法律、行政法规规定的其他条件等。

（16）督促施工方提供组织方案，监理方组织设计方、施工方、建设方召开开工会，设计方安全质量技术交底；施工方自领取施工许可证之日起三个月内开工。

（17）安排现场监督人员定期监督，主要关注隐蔽工程验收质量、工程物资的使用或安装、进行下一道工序施工是否在工程监理人员签字确认后执行、项目变更是否经过相关部门或中介机构的审核等情况。

（18）召集施工、监理、设计、勘察等参建单位召开工程协调会，对设计变更或现场签证的必要性、内容进行共同研究，由施工单位明确所需工期及费用估算并进行会议记录；基建项目单项设计变更及现场签证所累积发生的费用不得超出暂列金额度。

（19）各审核环节应结合自身职责权限分别对变更签证事项工程项目的施工图纸是否能满足实际工程技术要求或现场条件是否能满足按图施工要求；是否存在不追究承包人违约责任的工期签证原因（不可抗力因素，非承包人原因造成停水、停电或因发包人其他原因造成工期延误等）；工程变更/签证的可行性、合理性、科学性等方面内容进行审核并签署意见。

（20）主办部门根据设计变更或现场签证事项，追加预算指标，发出工程通知单，将审批意见反馈施工单位，根据审批意见施工并提交相关资料，根据暂列金使用预安排审批意见，办理工程签证单签署手续。

（21）施工方、监理方对已完工的基建项目自检完成后，监理单位提交工程验收申请报告，承办部门复核申请资料，在查询项目是否已完成施工合同和设计文件规定的各项工程内容是否符合设计要求后根据合同约定时限组织验收小组对工程完成情况及质量进行全面检查。

（22）成立项目验收小组，明确验收人员职责，组织使用部门参与验收，出具验收报告，验收人员签字确认验收情况

（23）参建方报送工程竣工材料，办理施工质量、规划、消防、人防、环保等专业验收手续以及竣工验收备案手续。

（24）在资产接收手续办理完毕后应及时将建设项目转入固定资产进行管理、核算；因未完成决算审计的，应按建设项目结算评审金额暂列入固定资产进行管理、核算，待决算评审完成后再行调整。

（25）结算资料应主要由施工方配合准备，由监理方审核后交承办部门；结算必备的基础资料包含但不限于：工程结算书及电子文档、合同文件、工程竣工图纸及电子文档、招标文件、投标文件、中标通知书、工程开工及竣工验收报告、工程设计变更、工程签证、工程量计算书及电子文档，如涉及项目基本建设程序或对工程造价有影响的，还需提供图纸会审记录、工程洽商记录、监理合同、监理工程师通知或发包人施工指令、会议纪要、工程材料和设备单价呈批审核单、综合单价呈批审核单及电子版、甲供材料证明、施工组织设计、工程地质勘察报告及水文资料、工期逾期情况说明、合同条款修改说明、经审批的设计概算、隐蔽工程验收记录、工程质量验收评定证书、其他结算资料等。

（26）审核代理机构是否取得相关业务资格、是否主管部门批准、是否有常驻办事机构、在以往代理项目中是否存在不良记录。

（27）各审核环节应结合自身职责权限分别对评审数据是否准确、评审结论是否反映项目实际情况进行审核并签署意见。

（28）项目承办部门应按评审报告、合同约定申请拨付工程款及留存工程维修保证金；财务部门加强结算申请审核力度，结算金额在决算评审之前需要控制在总预算金额的95%以内。

（29）在基本建设项目完工可投入使用或试运行合格后，3个月内会同相关单位编报竣工财务决算。项目竣工财务决算的内容主要包括：项目竣工财务决算报表、竣工财务决算说明书、竣工财务决（结）算审核情况及相关资料；预受理材料包括财政投资评审预受理咨询表、财政投资评审送审资料清单、送审资料等；项目有关资料包括但不限于：①项目初步设计及概算批复和调整批复文件、历年财政资金预算下达文件；②项目决算报表及说明书；③历年监督检查、审计意见及整改报告；④项目施工和采购合同、招投标文件、工程结算资料，以及其他影响项目决算结果的相关资料。

（30）各审核环节应结合自身职责权限分别对决算报表和报告说明书是否按要求编制，项目有关资料复印件是否清晰、完整，建设管理是否符合国家有关建设管理制度要求，是否建立和执行法人责任制、工程监理制、招投标制、合同制，是否制定相应的内控制度，内控制度是否健全、完善、有效，招投标执行情况和项目建设工期是否按批复要求有效控制等方面内容进行审核并签署意见。

（31）依据项目竣工财务决算批复意见办理产权登记和有关资产入账或调账。

（32）档案规定：①档案应为原件，其中办理产权所需的其他管理性文件可以是复印件；②档案齐全、完整、准确、系统，字迹清楚，图面整洁，规格统一；③工程竣工图与工程实体相符，并加盖竣工图章，且签字手续完备，竣工图的修改符合规范，地下管线工程竣工图标注城市坐标及高程；④声像档案主题明确，内容完整，图像稳定，画面清晰，色彩真实，被摄主题不能有明显失真变形现象，重点工程有专题片；⑤电子档案的内容须与纸质档案、声像档案一致，其存储格式、载体和保存符合国家有关建设工程电子文件管理标准的要求；⑥档案的整编符合国家和本市有关标准的要求，纸质档案、声像档案与电子档案的目录数据须一致，条目内容和格式符合有关规定。

（33）提请城市建设档案管理机构规定的时限内对基建项目档案进行验收。

（34）严格审查咨询单位证书的等级，择优选取具有相应资质的咨询单位并签订合同。

第三章　医院内部控制概述

内部控制作为医院制约和监督权力的有效方式和手段，对其理论基础的分析显得格外重要。本章主要对医院内部控制建立与实施的意义，以及医院内部控制的概念、范围、目标、原则等理论问题进行介绍。

第一节　医院内部控制建立与实施的意义

医院内部控制建立与实施的意义可以从三个方面体现：提高管理能力、推动医院治理体系建设；建立廉洁自律体系，深化医院反腐机制；强化资产资金使用管理，推动卫生健康服务水平。

一、提高管理能力，推动医院治理体系建设

2020 年是"公立医疗机构经济管理年"，旨在加强公立医疗机构的内部控制建设，补齐内部管理短板和弱项，推进高质量发展。推进医院内部控制建设，有利于提高医院管理能力，推动医院治理体系建设，这也是响应党的十九届四中全会通过的《中共中央关于坚持和完善中国特色社会主义制度、推进同家治理体系和治理能力现代化若干重大问题的决定》提出的推进国家治理体系和治理能力现代化的要求。内部控制体系的全面建立，可有效规范预算、收支、采购、工程、资产、合同、药品、科研等业务流程，有效提升医院的运行活力和发展空间，调动人员积极性，是落实监督与制约机制的重要保障，也是推动医院提高管理能力，加强医院治理体系建设的一种重大革新，有利于医院尽快建立起科学的现代化治理体系。

二、建立廉洁自律体系，深化医院反腐机制

党的十九大报告指出："只有以反腐败永远在路上的坚韧和执着，深化标本兼治，保证干部清正、政府清廉、政治清明，才能跳出历史周期率，确保党和国家长治久安。"建立廉洁自律体系，深化医院反腐机制，可以在合理保证自主运营管理权限的同时，及时纠正违纪违规行为。健全医院的内部控制制度，是从根源上预防腐败、做好医院廉政建设的有效保证，尤其是对于采购和建设项目等风险高发的业务更为重要。国家卫健委发布的《大型医院巡查工作方案（2019—2022年度）》，将制度落实情况、财务管理问题和内部审计工作等列为重点巡查对象。这就要求医院根据自身业务特点，建立健全内部控制体系，合理设置机构及权责分配，确保业务和财务的制度建立完整，执行到位，并通过内部审计等监督手段及时发现并解决问题。

三、强化资金使用管理，推动医疗卫生健康服务发展

"增进民生福祉是发展的根本目的。"公共卫生支出一直占我国全部财政支出相当大的比重。自2009年启动基本公共卫生服务补助资金以来，我国人均基本公共卫生服务经费补助标准从15元提高至2020年的74元。为规范和加强基本公共卫生服务等资金的管理，提高资金使用效益，财政部、国家卫生健康委、国家医疗保障局、国家中医药管理局2019年联合发布《关于印发基本公共卫生服务等5项补助资金管理办法的通知》，规定资金使用单位"要按照财政预算和国库管理有关规定，制定资金管理办法，加强资金管理，规范预算执行管理。"内部控制"以预算为主线，以资金管控为核心"，形成业务财务协同机制，对于提高医院的资金使用效益，推动临床和科研项目共同发展，从而更好提供医疗卫生健康服务具有十分重要的意义。

第二节　医院内部控制的概念

医院内部控制是指医院为实现经济活动合法合规、资产安全和使用有效、财务信息真实完整、有效防范舞弊和预防腐败、提高公共服务效率和效果等控制目标，通过制定制度、实施机制、设计程序和利用工具等方法和步骤，对医院经济活动和权力运行的风险进行防范和管控的过程。

第三节 医院内部控制的范围

医院内部控制的范围主要包括两部分：经济活动和权力运行。

一、经济活动

考虑到内部控制的局限性和现实的环境，医院内部控制并非对医院全面活动的风险进行防范和管控，只限于经济活动，即资金活动。其特点是构建"以预算为主线，以资金管控为核心"的内部控制体系，包括预算、收支、采购、工程、资产、合同、药品、科研、人力资源管理等业务活动。

二、权力运行

内部控制是保障组织权力规范有序、科学高效运行的有效手段，也是组织目标实现的长效保障机制。党的十九届四中全会通过的《中共中央关于坚持和完善中国特色社会主义制度，推进国家治理体系和治理能力现代化若干重大问题的决定》明确提出："坚持权责法定，健全分事行权、分岗设权、分级授权、定期轮岗制度，明晰权力边界，规范工作流程，强化权力制约。"内部控制可以完善医院权力配置和运行制约机制，形成决策科学、执行坚决、监督有力的权力运行机制，推动医疗服务质量和技术水平不断提升，为实现医院治理体系和治理能力现代化提供有力支撑。

第四节 医院内部控制的目标

医院内部控制的目标主要包括：经济活动合法合规，资产安全和使用有效，财务信息真实完整，有效防范舞弊和预防腐败，提高公共服务效率和效果。

一、经济活动合法合规

医院经济活动必须在法律法规允许的范围内进行，严禁违法违规行为的发生，这是医院内部控制最基本的目标，也是其他四个目标存在的前提和基础。适用的法律法规确定了其最低的行为准则，医院须将合法合规目标纳入内部控制目标之中。因此，医院需要制定制度和程序来满足法律法规要求的事项。医院经济活动的合法合规，会对其社会形象产生巨大影响，对于提高医院的社会公信力、改善医患关系具有重要意义

二、资产安全和使用有效

该目标强调了保证医院资产的安全和有效利用，以保证其使用效率。与其他行政事业单位不同，医院对设备、药品和各种医用耗材的更新与消耗十分频繁，因此资产管理也一直是其管理的重点和难点问题。医院应从资产采购预算、资产配置标准、资产采购计划、资产采购实施、资产验收入账、资产保管与使用、资产盘点到最后的资产处置各个环节入手，加强资产控制的过程管理。因此，强调保证资产的安全和使用有效，就是要加强医院以预算为中心的资产管理。

三、财务信息真实完整

该目标与会计报告和相关信息的可靠性有关，强调医院要提供真实可靠的会计报告和相关信息。同时，会计报告和相关信息反映了医院的运行管理情况和预算执行情况，是医院财务信息的主要载体。另外，由于医院提供公共卫生服务的特殊性，更加突出其会计报告和相关信息的重要性。因此，医院必须合理保证会计报告和相关信息的真实完整，客观地反映部门的运行管理情况和预算的执行情况，为领导层的决策提供可靠依据，也为领导层解除受托责任提供依据。医院编制的报告既是管理的一种要求，也是一种有效的监督机制，有利于医院履行职责，完成工作任务。

四、有效防范舞弊和预防腐败

加强公共卫生体系建设、提高基本医疗服务水平是政府工作的重点。医疗卫生占据财政支出相当大的比重。医院在获得国家财政补贴的同时，其收入主要来自于医疗服务项目收费和销售药品收入。在使用资金的过程中，医院应该按照集中管理、统一使用、以收定支、开源节流和提高效益等原则，采用一系列程序化的办公和服务流程，加强医德医风建设，向社会提供优质、高效的公共卫生服务。内部控制的最基本原则是权力制衡，医院应该充分运用内部控制的制衡原理，在内部进一步完善决策、执行和监督相分离的机制，发挥流程控制作用，有

效地预防腐败。因此，内部控制制度是防腐制度的重要组成部分。此项目标是医院持续公平提供公共卫生服务的有效保障，是医院内部控制实现最高目标的制度基础，作用于医院的组织层级和业务层级。

五、提高公共服务效率和效果

医院作为公益类事业单位，其设立和运营的目的就是向社会提供医疗健康卫生服务。在这个过程中，医院要平等地对待病人以及其他相关利益主体，同时，为了保障公共医疗卫生服务职能的发挥，最大化满足社会医疗卫生服务需求，医院要对各业务开展和内部正常运行所需经费进行成本效益和绩效管理。因此医院内部控制的目标，除了要保证经济活动规范、资产安全外，还要求提高资金使用和公共服务效率，发挥内部控制的指导和控制作用，将有限的公共资源投向正当合理的方向，实现财权与事权的匹配，更好地为医院医疗卫生服务提供财力保障，从而发挥医院的公共服务职能。

第五节　医院内部控制的原则

在医院内部控制建设和实施过程中，应当遵循下列原则：全面性、重要性、制衡性、适应性和实用性原则。

一、全面性原则

内部控制应当贯穿决策、执行和监督全过程，覆盖医院的各种业务和事项。所谓全面性，主要体现在三个方面：一是全过程控制，医院内部控制应当贯穿决策、执行和监督全过程；二是全方位控制，医院内部控制应当覆盖医院及其所属机构的各种业务和事项；三是全员控制，内部控制的关键是对人的控制，是对医院领导班子、基层干部和工作人员进行控制。

二、重要性原则

重要性原则要求内部控制在兼顾全面的基础上，格外关注重要业务流程和高风险领域。这一原则强调医院建设与实施内部控制制度应当突出重点，着力防范可能产生的重大风险，也就是说要突出重点，监控一般。重视重要的交易事项和风险领域，对业务处理过程中的关键控制点以及关键岗位加以特别的防范。所谓关键控制点，是指业务处理过程中容易出现漏洞且一旦存在差错会给医院带来巨大损失的高风险领域。所谓关键岗位，是指医院内容易实施舞弊的职位。对于关键控制点和关键岗位，医院应花费更大的成本，采取更严格的控制措施，把风险降到最低。

三、制衡性原则

制衡性原则要求内部控制在医院机构设置及权责分配、业务流程等方面相互制约、相互监督，同时兼顾运营效率。相互制衡是建立和实施内部控制的核心理念，更多地体现为不相容机构、岗位或人员的相互分离和制约。无论是在医院决策、执行环节，还是在监督环节，如果做不到不相容岗位相互分离和制约，将会导致滥用职权或串通舞弊，导致内部控制的失败，给医院经营发展带来重大隐患。应对不相容岗位进行分离与制衡，可行性研究和决策要分开，执行和决策要分开。

四、适应性原则

内部控制应当与医院的业务范围、管理流程和风险水平相适应，并随着情况的变化及时调整。当国家法律法规、政策等外部环境，以及医院业务流程调整、管理要求提高等内部环境发生变化时，内部控制应当随之不断、及时地进行修订和完善。

五、实用性原则

内部控制并非一项具体业务，而是将医院经营管理涉及的岗位、标准、表单、流程等，结合内部控制要求的"三分一轮一流程"等管理方法，具体化为可供执行的制度和程序。因此，医院应当以实用性为原则开展内部控制建设，而非套用模板开展"面子工程"。具体地，医院应在不违背外部政策法规的前提下，结合自身实际情况，制定以规则导向为主、原则导向为辅的管理制度，确保经营管理活动有据可依。同时，应绘制相应流程图，以便于更好地理解制度并进行实际操作。

第四章 医院内部控制单位层面建设

第一节 内部控制体系的组织架构、职责及权限

一、目的

通过建立分工合理、职责明确、报告关系清晰的内部控制体系组织架构，明确内部控制管理决策机构、监督管理机构和执行机构的责任和义务，确保医院内部控制的职责、权限及相互关系得到规定和沟通，使医院内部控制体系得到有效运行。

二、内部控制体系的组织架构

医院应当根据《行政事业单位内部控制规范（试行）》建立适合医院实际情况的内部控制体系，并组织实施。具体工作包括梳理医院各类经济活动的业务流程，明确业务环节，系统分析经济活动风险，确定风险点，选择风险应对策略，在此基础上根据国家规定建立健全医院内部控制管理制度并督促相关工作人员认真执行。根据内部控制管理要求，医院内部控制管理工作实行内部控制体系建设项目领导小组领导下的决策和部门分工责任制。医院内部控制工作的推进、督促、指导、检查等工作由内部控制体系建设项目工作小组负责。

医院内部控制管理体系的组织架构实行四级管理，即决策机构、管理机构、监督机构、执行机构。

（1）决策机构。内部控制体系建设项目领导小组是内部控制管理的决策机

构，负责医院与内部控制有关的重大事项的决定。

（2）管理机构。内部控制体系建设项目工作小组是内部控制管理的管理机构，负责医院内部控制工作的推进、督促、指导、检查等工作。

（3）监督机构。审计部是医院内部控制监督部门，负责监督、检查和考核各职能部门贯彻、执行内部控制情况，评价内部控制与风险管理的健全性和有效性，并对存在的缺陷提出改进的建议和措施。

（4）执行机构。医院各部门具体执行内部控制管理的政策、制度，报告内部控制体系实施运行情况。

三、职责与权限

（一）内部控制体系建设项目领导小组

（1）审核内部控制体系的框架及实施计划。

（2）审核内部控制体系管理的重大方针、政策、规章制度及相关业务流程。

（3）指导和督促医院内部控制体系建设和运行工作的组织和实施。

（4）审定医院内部控制评估报告等相关报告。

（5）负责重要内部控制方案的审批并提供所需的资源。

（6）检查内部控制体系建设项目工作小组职能发挥的有效性。

（7）决定与内部控制有关的其他重大事项。

（二）内部控制体系建设项目工作小组

（1）负责制订医院内部控制年度实施计划，并组织实施。

（2）负责指导、监督医院各部门内部控制与风险管理体系的建立和运行。

（3）负责制定和完善医院内部控制与风险管理体系的管理制度、工作程序及相关标准和方法，并监督实施。

（4）配合中介服务机构对医院各阶段（风险评估阶段、内部控制体系实施阶段、成效推广阶段）所需要材料的收集。

（5）收集并向领导小组汇报医院内部控制规范实施工作各阶段情况，对内部控制方案实施过程中重大问题、本单位重点管控事项提交领导小组研究、决策。

（6）负责准备关于医院内部控制自我评估报告及其他年报需要披露的与内部控制有关的资料，并协调对外披露相关事宜。

（7）负责组织《内部控制管理手册》的编制及修改完善维护工作。

（8）定期组织开展内部控制培训，提高员工对内部控制工作的认识，并指导员工开展自我监督。

（三）内部控制建设相关业务部门

（1）配备内部控制专干，负责本部门的日常内部控制工作，参与内部控制评估工作。

（2）在权限范围内进行风险识别、评估及运行控制工作。

（3）对业务流程的实际操作进行日常控制监测，以医院内部控制目标为准则，识别偏离目标的原因或现行体系与环境适应性方面的差距，找出改进的机会，制订行动方案付诸实施。

（4）配合医院内部控制与风险评估每年至少一次的检查与测试工作。

（6）组织本部门员工学习内部控制知识和相关的法律法规等要求，必要时将相关要求转化到管理文件中。

（7）收集、整理、统计、分析、上报其职能或业务领域内的各类与风险和内部控制相关的数据和报告。

第二节　单位层面的内部控制

单位层面的内部控制为业务层面内部控制提供环境基础。单位层面内部控制涉及决策议事机制、岗位责任制、组织人事政策、单位文化、财务体系和信息技术运用等方面。

一、决策议事机制

根据《行政事业单位内部控制规范》要求，医院应当建立健全集体研究、专家论证和技术咨询相结合的议事决策机制。重大经济事项的内部决策，应当由单位领导班子集体研究决定。重大经济事项的认定标准应当根据有关规定和本单位实际情况确定，一经确定，不得随意变更。重大经济事项的决策应做好记录备案，做好相关会议记录，如实反映每一位领导班子成员的决策意见和建议，并请每一位领导班子成员核实记录并签字，及时归档。决策后要对决策执行的效率和效果进行跟踪评价，避免决策走过场，失去权威性。

（一）"三重一大"决策范围

凡涉及单位改革、发展和稳定，关系干部职工切身利益的重大问题，均属重大事项决策范畴。"三重一大"，指重大决策、重要干部任免、重大项目投资、大额度资金使用。其所涉及事项，都必须经办公会讨论决定，必要时召开党委会扩大会议研究决定。

1. 重大决策具体范围和内容

（1）贯彻落实党和国家的路线方针政策、法律法规和上级主管部门重大决策、重要部署及重要会议、重要指示精神等方面的重大事项。

（2）党的建设、党风廉政建设和思想政治建设、工会、共青团、统战等重要工作。

（3）医院建设发展中的战略、规划、中心任务，以及涉及医院全局性的重要改革和政策措施。

（4）医院年度工作计划及以医院名义报送上级主管部门的重要请示、报告等。

（5）医院的机构及编制调整等全局性体制、机制、制度改革方面的重大事项。

（6）人才队伍建设和干部队伍建设的规划。

（7）涉及医院职工切身利益的重大改革方案，包括职工岗位聘任、收入分配、福利待遇、考核及行政奖惩等重要政策和改革举措。

（8）医院医疗、教学、科研、行政、后勤、财务等工作中重要问题的决定。

（9）涉及全局性稳定的重大事件处理、重大网络舆情、重要信访矛盾化解、重大事故处理和重要突发事件应急处置等方面的重大事项。

（10）其他需要院长行政办公会和院党委会集体决定的重大决策事项。

2. 重要干部任免具体范围和内容

（1）根据《党政干部选拔任用工作条例》和《事业单位领导人员管理暂行办法》，按照干部管理权限，研究并决定干部任免，推荐和确定后备干部人选。

（2）研究决定党组织、纪委会、工会等组织换届选举方案和推荐人选名单。

（3）上报推荐政府表彰的综合类先进集体和个人事项。

（4）由单位推荐的市级以上（含市级）人大代表、政协委员候选人名单。

（5）要集体决策的高层次人才流动和人员公开招聘计划事项。

（6）其他需要院长行政办公会和院党委会集体决定的人员任免事项。

3. 重大项目投资具体范围和内容

（1）医院基本建设项目的立项、选址和设计装修方案的确定。

（2）医院年度预算和决算。

（3）药品、设备、仪器、耗材、试剂等物资的招标采购。

（4）日常行政工作中的重要事项，包括大型庆典、召开主要会议。

（5）国内外重要合作、交流等事项。

（6）医院有形、无形资产的处置和授权使用等事项。

（7）未列入预算的重要工程修缮及大宗物资、设备采购项目等。

（8）其他需要院长行政办公会和院党委会集体决定的重大事项。

4. 大额度资金使用具体内容

（1）额度超过壹万元（含）的维修工程、基建及重大投资项目。

（2）医院需要支出但未列入财务预算的其他项目、活动资金。

（3）医院预算资金超过10万元（不包括水电、药品、设备耗材等常规性支出）的支出。

（4）融资项目、融资规模和偿还计划。

（5）需纳入采购和招投标的方案与支出。

（6）其他需要院长行政办公会和院党委会集体决定的其他资金项目。

5. "三重一大"事项决策的形式

"三重一大"事项应以会议形式集体研究决策，不得以传阅会签或个别征求意见等方式代替会议决定。主要采取院长行政办公会和院党委会的形式进行。

6. "三重一大"事项集体决策的程序

（1）提议申请。凡属"三重一大"事项，在提交医院相关会议决策之前，应进行广泛深入的调查研究，充分听取各方面意见。对专业性、技术性较强的事项，应进行专家论证、技术咨询、决策评估。分管领导对相关建议意见或方案必须仔细研究，认真审阅，同意后报院长和党委书记确定。除遇重大突发事件和紧急情况外，不得临时动议。

（2）集体决策。召开决策"三重一大"事项会议，听取有关职能部门工作汇报后，会议成员应对决策建议逐个明确表示同意、不同意或缓议的意见，并说明理由。因故未到会的班子成员可以书面形式表达意见。领导班子党政主要负责人应在其他会议成员充分发表意见的基础上，最后发表意见。由院办和党办将集体决策时的讨论和表决情况记录在案并形成会议纪要或会议决议。

（3）决策执行。医院相关会议对"三重一大"事项作出决策后，由院领导班子按照分工或由会议确定专人负责组织实施。在组织实施过程中，确需对相关内容作出调整或变更的，由负责实施的院领导提出理由或建议方案，在调整或变更前报同类会议重新议定。

（4）信息公开。对纳入院务公开内容的事项，由相关职能部门选择适当的形式和时机，根据有关规定予以公开。

7. "三重一大"事项决策监督保障机制

建立"三重一大"事项决策回避制度。如涉及本人或亲属利害关系，或其他可能影响公正决策的情形，参与决策或列席人员应当回避。

实施"三重一大"事项集体决策制度事关重大，纳入医院领导班子作风建设和贯彻落实党风廉政建设责任制。

实施责任追究。要实事求是，分清集体责任与个人责任，主要领导责任和直接领导责任。造成重大损失或恶劣影响的，视情节轻重，依照四川省中医药管理局《治理庸懒散浮拖问责暂行办法》、党章、党纪、党规等有关条例为重要处理依据，给予相应处分；涉嫌犯罪的，移送司法机关依法处理。

（二）职代会实施细则（以某省级中医医院为例）

第一章 总 则

第一条 为了更好发挥职工代表大会作用，规范职工代表大会行为，维护职工合法权益，促进医院健康发展，根据《工会法》《中国工会章程》《四川省职工代表大会条例》和有关法律、法规的规定，结合医院实际，制定本实施细则。

第二条 职工代表大会是医院实行民主管理的基本形式，是职工行使民主管理权利的机构。

第三条 职工代表大会接受医院党委的领导，贯彻执行党的方针、政策和国家的法律、法规，以及本单位的规章制度，在法律规定的范围内行使职权。

第四条 职工代表大会支持医院党政主要领导依法行使职权，教育职工遵守所（院）规章制度，动员职工努力完成工作任务。医院要尊重职工的民主权利，落实职工代表大会通过的决定和决议，接受职工代表大会的民主监督。

第五条 职工代表大会任期三年。

第二章 职工代表职责

第六条 依法享有政治权利,与医院建立了劳动关系的在岗职工均可当选职工代表。

第七条 职工代表实行常任制,每三年改选一次,可连选连任。

第八条 职工代表的选举,以工会小组为选区单位,按照分配的名额,由职工直接选举产生。选举应当有选区三分之二以上职工参加方为有效,职工代表获得选区全体职工过半数赞成票始得当选。

第九条 职工代表人数不少于30人,其中一线职工代表不少于职工代表总人数的百分之五十,中层及以上管理干部不得超过职工代表总人数的百分之二十五。

第十条 职工代表每年培训一次。

第十一条 职工代表的权利

参加职工代表大会并行使提案、审议、表决、评议和质询等与职工代表大会有关的权利;

职工代表因履行代表职责占用工作时间的,其工资福利及其他待遇不受影响。

第十二条 职工代表的义务

认真履行职工代表的职责,如实反映职工的意见和要求,维护职工的合法权益,执行职工代表大会的决议、决定,承担职工代表大会交办的各项工作;

对本选区职工负责,定期向职工通报履行职工代表职责的情况,接受职工的评议和监督;

遵守本单位依法制定的规章制度,维护和谐稳定的劳动关系。

第十三条 职工代表调离本单位或退休、解除劳动关系,其代表资格自行终止。职工代表在任期内,在医院内工作调动的,其代表资格仍然有效。代表缺额由原选区及时补选。

第三章 职工代表大会的职权

第十四条 对重大决策事项的审议建议权。听取和审议单位工作报告、发展规划、重大改革方案、财务报告和医院事务公开情况等报告,提出意见和建议。

第十五条 对涉及职工切身利益的重大事项的审查同意或否决权。审议通过人事制度改革、收入分配办法等重大制度。

第十六条　对领导干部的评议监督和奖惩建议权。

第十七条　其他需要经职工代表大会审议或决定的事项。

第十八条　职工代表大会审议通过的决议、决定，医院领导层及其他职工应当严格遵照执行，但不得与有关法律法规和国家政策相抵触。

第四章　职工代表大会的组织制度

第十九条　职工代表大会每年至少召开一次。每次会议须有三分之二以上的职工代表出席。遇有重大事项，经医院主要负责人、工会或三分之一以上职工代表提议，可召开职工代表大会。

第二十条　职工代表大会实行民主集中制。对涉及职工利益的重大方案作出决议、决定，采取无记名投票方式进行表决，经全体职工代表过半数同意，方为有效。

第二十一条　根据医院实际，职工代表大会设立科研医疗工作小组、劳动福利工作小组、干部民主评议工作小组，负责办理职工代表大会交办的事项。

第二十二条　职工代表大会联席会议。在职工代表大会闭会期间，为解决临时需要职工代表大会审议或审查的重要问题，由医院工会委员会主持召开有专门工作小组负责人，或可根据会议内容和需要，邀请党政负责人或有关人员参加的联席会议，协商处理，并向下一次职工代表大会报告予以确认。但职工代表大会对其职权范围内的事项具有最终审定权。

第二十三条　职工代表大会开展工作的经费由医院在行政经费中列支。

第五章　职工代表大会的工作机构

第二十四条　医院工会委员会是职工代表大会的工作机构，负责组织职工选举职工代表和职工代表大会的筹备工作以及闭会期间的日常工作。

第六章　职工代表大会召开的筹备程序

第二十五条　职工代表大会的召开，一般包括组织筹备、预备会议和正式会议。

第二十六条　职工代表大会召开时应明确中心议题。中心议题由党政工联席会议提出意向，工会广泛征求职工代表和职工的意见，提请医院党委会讨论。

第二十七条　职工代表提案须职工代表一人提出、二人以上附议才能成立，并填写《职工代表大会提案征集表》。职工代表在会议期间或闭会期间均可提案。

第二十八条　提案的处理。由工会对提案进行分类，送达行政领导，确定责任人和实施进度。

第二十九条　本实施细则由医院工会负责解释。

二、岗位责任制

（一）内部控制关键岗位设置原则

单位应当建立健全内部控制关键岗位责任制，明确岗位职责及分工。内部控制关键岗位主要包括预算业务管理、收支业务管理、政府采购业务管理、资产管理、建设项目管理、合同管理、科研管理、药品管理以及评价与监督等经济活动和业务活动的关键岗位。

（二）主要关键岗位设置

主要关键岗位有：预算管理岗、会计岗、出纳岗、采购管理岗、实物资产管理岗、资产价值管理岗、合同管理岗、基建管理岗。

（三）不相容岗位职责分离原则

在建设岗位责任制时，应当确保不相容岗位相互分离、相互制约和相互监督。通常的要求就是单位经济活动的决策、执行、监督的相互分离与相互制约，以及业务经办、财产保管、会计记录的相互分离与相互制约。

预算管理不相容岗位分离至少包括：预算的编制与审核、审批；预算的审批与执行；预算的执行与评价。

收支管理不相容岗位分离至少包括：开单、收款和会计核算；支出的申请与内部审批；付款审批和付款执行；业务经办和会计核算（出纳和会计）。

采购管理不相容岗位分离至少包括：采购需求制定与内部审批；招标文件准备与复核；采购执行与监督；采购与验收；采购合同签订与验收；采购与记账。

资产管理不相容岗位分离至少包括：采购与保管；库房保管与库房会计；票据的保管与使用人；出纳不得兼管稽核、会计档案保管和收入、支出、债权债务账目的登记工作；严禁一人保管收付款所需的全部印章。

基建管理不相容岗位分离至少包括：项目建议和可行性研究与项目决策；概预算编制与审核；项目实施与价款支付；竣工决算与竣工审计。

合同管理不相容岗位分离至少包括：合同的拟定与审批；合同的执行与监督。

科研管理不相容岗位分离至少包括：科研项目的申报与审核；科研项目的执行与监督。

药品管理不相容岗位分离至少包括：药品采购执行与监督；药品采购与收货；药品采购与保管。

评价与监督不相容岗位分离至少包括：评价监督方案拟定与审核；会计与审计。

三、组织人事政策

组织人事政策是内部环境的重要组成部分。组织人事政策应当做到以下两点：

（1）把好人员入口关，采取措施不断提高人员综合素质。将职业道德修养和专业胜任能力作为选拔和任用员工的重要标准，切实加强员工培训，不断提升员工的素质。为内部控制关键岗位配置的工作人员应当具备与其工作岗位相适应的资格和能力。

（2）实行内部控制关键岗位工作人员的轮岗制度，明确轮岗周期。不具备轮岗条件的单位应当采取专项审计等控制措施。

（一）行政职能科室选岗定员工作实施方案

按照医院行政职能科室定岗、定员、定职责工作的要求，根据核定岗位和岗位职责条件，本着"双向选择、竞聘上岗"和"公开、公平、公正"的原则，结合医院的实际情况，定岗定员，择优选用。（以某省级中医医院为例）

1. 范围

按照《某省中医药管理局关于调整某省级中医医院内设机构和中层科级干部职数的批复》批复本院的 18 个职能科室，院党政联席会审议通过的 69 个行政职能科室岗位。

2. 指导思想

根据行政职能科室岗位核定人数、工作制、岗位性质、岗位条件和岗位职责，进行人员优化调整，其目的是通过选岗定员，合理配置人力资源，提高行政后勤人员的工作能力和工作主动性，建设一支精干、高效、务实的行政后勤服务队伍，提高医院整体的运行效率，以适应医院未来发展的需要。

3. 具体方法步骤

（1）发布公告：通过医院 OA、医院公示栏发布职工选岗公告。

（2）职工报名：符合岗位任职资格的职工填写《行政职能科室职工选岗申

请表》，本人签名后上报组织人事部，每位职工最多选定 2 个岗位。

（3）资格审查：组织人事部按照岗位条件进行选岗职工的资格审查，确定各岗位资格审查通过的职工，资格审查未通过的职工进行重新选岗。

（4）科室选员：根据组织人事部资格审查通过的各岗位报名职工，科室负责人确定各岗位拟聘职工，每个岗位最多选定 2 名职工。

（5）医院定员

①退休时间截至 2017 年 12 月的职工，确定为岗位顾问，不参加此次选岗工作。

②职工和一个科室岗位互相选定的，直接确定岗位。

③职工和两个科室岗位互相选定的，职工进行二选一确认选岗。

④一个岗位多职工选择的、一个岗位无职工选择的、无科室选择的职工，拟进行二次选岗选员。

行政职能科室各岗位选岗定员情况提交院党政联席会审议确定。

（6）定员公示：进行行政职能科室各岗位定员情况公示。

4. 分流富余人员

对岗位定员后的富余人员进行分流：

（1）编外聘用职工直接解除劳动关系，按照国家有关规定给予经济补偿。

（2）编内职工个人能力不适合行政职能科室岗位要求的，实行待岗学习 1 月，待岗学习期间发放基本工资，绩效工资参照业务科室最低绩效标准发放；待岗学习后仍不适应岗位要求的，纳入组织人事部统一管理，发放基本工资，绩效工资参照业务科室最低绩效标准发放。

（二）科室定岗定员定责实施方案

为规范业务科室人员编制管理，保障医疗工作有序进行，优化人力资源配置，提高医疗工作效率和效益，充分考虑医院长远发展的需要，结合医院的实际情况，特制订本方案。（以某省级中医医院为例）

1. 范围

医院临床、医技、研究室等业务科室。

2. 指导思想与依据

根据业务科室学科发展、岗位职责、工作内容、工作量、业务收入、床位数等，对岗位、编制、人员进行优化调整。其目的是通过定岗、定员、定责，合理配置人力资源，构建科学的岗位管理体系，提高业务科室人员的工作能力和工作主动性，建设一支技术过硬、高效务实的医疗科研队伍，提高医院整体的运行实力，以适应医院未来发展的需要。

3. 原则

（1）因事设岗原则。根据科室学科发展、岗位职责、工作内容、工作量、业务收入、床位数进行岗位设定和人员配置，要达到因事设岗、人事相宜、事有人管、事能追责的目的，促进医院规范化管理。

（2）精简高效、满负荷原则。岗位人员的配备应坚持"精简高效、满负荷"的原则，裁减冗员，使岗位与人员编制在配备上达到优化。增强人力成本控制意识和效率意识，在保证医疗安全和医疗质量的前提下，用较少的人员完成较多的工作任务，从而提高工作效率，达到优质、高效、低耗的目的。

4. 组织领导

成立医院岗位评价小组。

5. 定岗定责具体方法步骤

（1）拟定岗位设置方案，明确专业分组、岗位名称、岗位人数、岗位职责。在岗位分析过程中，人事科、医务科、护理部、绩效办、业务科室进行沟通。

（2）岗位设置方案提交岗位评价小组审议，初步确定专业分组、岗位名称、岗位人数等。

（3）岗位设置方案提交院党政联席会审议确定。

（4）对岗位设置情况进行通报公示。

（5）医院下发文件。

6. 岗位定员

（1）竞争上岗、择优选用的原则。在符合医院工作实际的原则下，科室根据已核定编制和岗位任职要求，按"双向选择、竞聘上岗"和"公开、公平、公正"的原则，择优选用、岗位定员。

（2）分流富余人员。对岗位定员后的富余人员进行分流。

①个人能力不适合业务岗位要求的，实行待岗学习，待岗学习后仍不适应岗位要求的，解除劳动关系，按照国家有关规定给予经济补偿。

②富余人员可由本人提出辞职申请，经审核后，按照国家有关规定给予经济补偿。

四、单位文化

单位文化是单位在存续的过程中形成的共同思想、作风、价值观念和行为准则。单位应当加强文化建设，由领导带头，积极营造遵纪守法、诚实守信、爱岗敬业、团结协作、奋发向上的文化。

五、财务体系

财务体系是指财务机构、会计人员和财务会计工作的有机结合。单位应当采取有效措施完善财务体系。

（1）建立健全财务部门。单位应当根据《中华人民共和国会计法》的规定建立会计机构，配备具有相应资格和能力的会计人员。单位应当保障财务部门的人员编制，以便财务部门能够实施必要的不相容岗位分离和轮岗。

（2）理顺财务管理体制，适当采用财务集中管理。按照事权和财权匹配的原则，理顺财务管理体系；应尽量实施财务集中管理，确保全单位财务管理政策统一，会计核算集中。

（3）完善财务管理制度。除了上级部门有比较完善的内部管理制度并可以遵照实施外，单位应当完善各项财务管理制度，如财务管理办法、经费支出标准、差旅费报销管理办法、会议费报销管理办法、库存现金管理办法、采购管理办法等内部管理制度。

（4）依法依规开展会计工作。单位应当根据实际发生的经济业务事项，按照国家统一的会计制度进行账务处理，编制财务会计报告，确保财务信息真实、完整。

六、信息技术的运用

单位应当积极推进信息化建设，对信息系统建设实施归口管理，在日常办公、财务管理、资产管理等领域，尽快实施信息化。单位在实施办公自动化、经济活动管理信息化的过程中，应当将经济活动及其内部控制的流程和措施嵌入单位信息系统中，减少或消除人为操纵的因素，保护信息安全。

第五章 医院内部控制业务层面建设

第一节 预算管理

一、定义

预算是指医院各部门（职能科室和业务科室）依据国家有关政策规定以及行使职能的需要而编制，经财务部门综合计算、全面平衡、审核汇总后，报经主管部门和财政部门按法定程序审核、批准的涵盖医院各项经济活动及资金收支的综合计划。

预算由收入预算、支出预算组成。收入预算包括财政拨款收入、医疗收入和其他收入。支出预算包括基本支出和项目支出。事业单位预算是具有法律效力的文件，经国家立法机构审查批准后方能公布并组织实施，不经法定程序任何人无权改变预算规定的各项收支指标。

二、业务范围

医院预算管理工作贯穿医院各类经济活动的全过程。预算管理业务分为项目申报、预算的编审、预算执行分析、预算调整、决算管理、绩效评价六大环节。推进医院预算管理工作，旨在立足基础管理和制度建设，推进绩效先导型财务管理，构建规范化财务管理体制；发挥预算管理规划、控制、协调、考评、整合的职能；促进科学合理安排预算，为医院发展提供坚实的财务保障；完善预算管理体制和运行机制，推进和监督预算的执行；积极探索预算绩效评价，紧扣医院总体发展规划，提高资金使用效益。

三、涉及部门及职责

预算管理实行"集体决策、分级执行；标准统一、归口统筹"的层级管理形式，具体可划分为预算决策机构、预算日常管理机构、预算归口统筹部门及预算实施机构四个层级。

院党委会是医院预算决策机构，其预算管理的主要职责为：

（1）负责审议有关预算管理的制度、规定和政策。

（2）负责根据医院发展目标、年度规划等，预测、制定并审议医院的预算控制总体目标。

（3）审议通过预算编制的方针、程序、方法。

（4）审查医院预算编制草案，并就必要的修正提出意见与建议。

（5）审查预算考核方案。

（6）审查和审批预算追加或调整方案。

（7）审议预算分析报告，提出预算工作改进的意见与建议。

规划财务部是医院预算日常管理机构，其主要职责是：

（1）指导并组织各业务科室进行预算编制。

（2）对各业务科室编制的预算草案进行审查、评价、协调和平衡，并提出具体的指导意见。

（3）对预算草案进行汇总，并编制医院的总预算，上报院党委会。

（4）制订预算考核方案。

（5）监督各业务科室预算的执行，对各业务科室预算的执行进度进行检查。

（6）审查追加预算的合理性，并报院党委会审批。

（7）对预算执行结果进行考核评价，分析各层次的预算分析报告，写出汇总的预算分析报告，并上报院党委会。

预算归口统筹部门是指根据单位内部职责分工，在预算管理各环节，对特定类型的业务事项有统筹分配、汇总审核或审批权限的部门。其中，"三公"经费、采购事项、资产事项、信息化事项和工程类事项等业务应明确对应的归口部门统筹管理，其统筹范围包括医院各内设机构。其主要职责为：

（1）归口汇总、审核或审批其统筹事项的预算基础资料及各业务部门提交的预算计划。

（2）统筹使用其统筹事项的预算经费，确定预算指标分解及执行方式。

（3）归口审核或审批各业务部门提交其统筹事项的预算执行申请和预算调整计划，并对其归口统筹事项的预算执行结果进行绩效分析。

各业务科室是医院的预算执行机构，预算编报和执行的主体，其主要职责是：

（1）根据职能职责及工作安排，按照预算报表要求，编制业务科室相关预算草案。

（2）提供与医院编制预算相关的人员情况、资产存量、建设规模、采购计划、履约合同、政策依据、预算测算、实施计划等基础数据及有关信息。

（3）按照预算批复及相关规定严格执行预算。预算执行中根据实施情况提出需要追加或调整预算的意见；

（4）对预算项目全过程负责，开展预算绩效目标编报、预算执行情况分析、项目实施工作总结、预算执行结果绩效分析、项目实施结果运用等工作。

审计部负责对全院资金调拨、经费支出和审批实行监督。

四、预算管理流程

（一）流程目录

预算管理流程目录（见表5-1）。

表5-1　预算管理流程目录

流程编号	流程类别	流程名称
YSGL01	预算管理	
YSGL01.01		项目申报流程
YSGL01.02		预算编审流程
YSGL01.03		预算执行与分析流程
YSGL01.04		预算调整流程
YSGL01.04.01		部门预算调整流程
YSGL01.04.02		内部预算调剂流程
YSGL01.05		决算管理流程
YSGL01.06		预算绩效评价流程

（二）具体流程及说明

以项目申报流程为例

（1）流程图（见图5-1）。

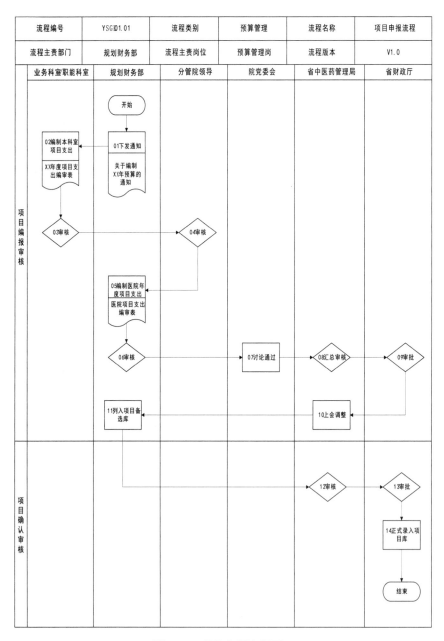

图 5-1　项目申报流程图

（2）流程说明（见表5-2）。

表5-2　项目申报流程

编号	流程步骤	责任部门	责任岗位	流程步骤描述	输出文档	是否关键控制点	控制要素
01	下发通知	规划财务部	预算管理岗	年度中，下发预算编制通知到全院各科室，明确预算编制的指导思想、原则和具体要求	某省级中医院关于编制XX年预算的通知	否	提出单位预算编制的具体方法和要求，组织业务部门培训，准备预算编制模板，明确工作程序
02	编制本科室项目支出预算	业务科室	经办岗	根据医院事业发展规划及科室职能，编制本科室项目	XX年度项目支出预算表	是	申报的项目应当同时具备以下条件： 1. 符合国家和省有关方针政策和财政资金支持的方向、范围 2. 属于本部门工作和事业发展规划需要安排的项目 3. 有明确的项目目标、预期效益、组织实施和科学合理的项目预算，并经过充分的论证、情况复杂的项目经过可行性研究
03	审核	业务科室	科室负责人	科室负责人对项目支出预算审表进行审核		否	1. 申报的项目是否符合国家的法律、法规、方针政策、宏观调控方向的要求，要与上级部门工作布署相结合 2. 项目支出必须实事求是，真实地反映部门支出活动，支出预算必须实实在在。审核重点： （1）项目经费列支渠道，支出科目是否符合规定 （2）项目经费预算是否准确合理 （3）项目实施计划是否可执行

083

续表

编号	流程步骤	责任部门	责任岗位	流程步骤描述	输出文档	是否关键控制点	控制要素
04	审核	N	分管院领导	对分管科室编制的项目进行审核，提出审核建议		否	1.申报的项目是否符合国家的法律、法规、方针政策、宏观调控方向的要求，要与上级部门工作布置相结合 2.项目支出必须实事求是、真实地反映部门支出活动，支出预算必须实事求是。审核重点：是否存在虚报多要现象 （1）项目经费列支渠道、支出科目是否符合规定 （2）项目经费预算是否准确合理 （3）项目实施计划是否可执行
05	编制医院年度项目支出	规划财务部	预算管理岗	汇总审核各科室编制的项目支出，编制医院总项目支出	医院项目支出编审表	是	申报的项目应当同时具备以下条件： 1.符合国家和省有关方针政策和财政资金支持的方向、范围 2.属于本部门工作和事业发展需要支持的项目 3.有明确的项目目标、预期效益，组织实施计划和科学合理的项目预算，并经过充分的论证、情况复杂的项目经过可行性研究
06	审核	规划财务部	科室负责人	对医院年度项目支出编审表进行审核		是	1.申报的项目是否符合规定的申报条件 2.项目申报材料是否符合规定的填报要求，相关材料是否齐全等 3.项目的申报内容是否真实、完整 4.项目的规模以及开支标准是否符合政策规定 5.资产购置项目是否符合有关规定 6.项目排序是否合理等
07	讨论通过	院党委会	N	院党委会对医院项目支出编审表讨论通过后，上报省中医药管理局		是	审核项目是否符合事业发展工作规划要求，项目依据是否充分，项目附伴资料是否准备齐全等

续表

编号	流程步骤	责任部门	责任岗位	流程步骤描述	输出文档	是否关键控制点	控制要素
08	汇总审核	省中医药管理局	N	对医院项目支出编审表进行审核，并上报省财政厅		否	
09	审批	省财政厅	N	对医院项目支出编审表进行审批，提出审批意见		否	
10	上会调整	院党委会	N	根据省财政厅审批意见，上院党委会进行调整		否	按照省财政批复意见综合平衡后调整补充项目编制内容
11	列入项目备选库	规划财务部预算管理岗	N	院党委会通过后，列入医院项目备选库		否	充分论证、按轻重缓急进行排序
12	审核	省中医药管理局	N	对调整后的项目进行审核		否	
13	审批	省财政厅	N	对调整后的项目进行审批		否	
14	正式录入项目库	省财政厅	N	审核通过的备选项目纳入年度项目库储备		否	

备注：表中 N 指"没有"或者"不适"的意思。

五、相关工作要求

（一）预算编审

预算编审总体要求应当做到依据充分，程序规范，方法科学，编制及时，内容完整，项目细化，数据准确，测算合规。

预算编制主体为资金支配使用者，谁支配使用，谁编报预算，并按业务职能、职责归口审核。

预算审核主体为归口统筹部门、预算管理机构、预算决策机构。

（二）单位内部预算批复

根据经批复的年度预算，按照预算单位及业务科室预算绩效目标，分解预算指标明确到具体的指标名称和具体内容，并严格按照预算批复用途和工作需要明确开支范围。

归口管理预算事项，分解到归口统筹部门，并由归口部门统筹分解安排预算。

各业务科室严格按照预算批复，进一步细化项目，开展项目实施。

（三）预算执行

预算执行应贯彻"先有预算后有支出"的原则，严格执行经批复的预算，强化预算的严肃性。

各业务科室严格在批复的预算额度和范围内开支。所有开支事项必须明确所属预算指标，并提供真实、合法、有效的票据，按本院采购管理、经费收支、固定资产、项目管理等相关规定履行相关审核、审批程序。

规划财务部每月向单位归口部门报送对其统筹管理的项目支出《预算执行情况表》。督促各业务部门按项目要求准备资料，及时履行报批程序，统筹协调，有效推进项目开展。

各业务科室应根据项目实施情况，及时向规划财务部办理用款申请。规划财务部按财政管理规定程序申请资金，确保资金及时到账和及时拨付，按照财务制度的规定对预算收支进行核算，并对单位预算执行进度和计划完成情况进行汇总分析，定期向分管领导、院长汇报。

（四）预算追加、调整

部门预算追加、调整是指在年度预算执行中，由于发生不可抗力、上级部门政策调整、临时安排工作等不可预见因素造成的新增预算需求、超预算或预算开支范围更改调整的过程。

在预算执行过程中，确因政策性和不可预见因素需作调整的，应严格按规定程序：由规划财务部自行评估提出评估意见，编制单位预算调整草案，报分管院领导、院长审批，院党委会讨论通过后按程序上报办理预算追加、调整。

每年年中，院内对预算进行追加或调整，按时统一上报省财政。

单位内部预算追加、调整应在本单位机动财力、以前年度结余和单位年度预算批复额度及开支范围内，不同内设部门和经济明细科目之间调剂；如需在单位预算批复额度内但超出预算开支范围的项目间调剂的，按部门预算调整程序办理。

单位内部预算追加调整应由业务部门或归口统筹部门提出申请，规划财务部门在部门预算批复范围内提出审核意见和调整建议，经分管院领导、院长审批后，形成内部预算追加、调整文件，以此更新相关预算经济科目指标，作为预算执行的依据。

（五）决算管理

应根据预算执行结果登记完整、核对无误的账簿记录和会计核算资料编制决算报告，按照决算编审要求及时上报决算资料。规划财务部对本院决算数据的真实性、完整性、准确性负责，本院分管财务领导负领导责任。

（六）预算分析

规划财务部根据医院的预算执行情况考核办法，组织对各科室预、决算资料进行综合分析和考核。对于预算执行差异较大以及绩效较差的预算项目，向院办公会汇报并分析原因，由院办公会追查责任，并将预决算考核结果作为下年度内部预算编审参考依据。

（七）单位内部预算考核

各业务部门负责对本部门的预算收支执行情况进行分析。

归口统筹部门负责对归口统筹的预算收支事项进行综合分析与评价。

规划财务部负责单位年度收支预决算考核的组织协调工作，汇总和分析考核单位收支预算执行情况，并提交考评分析报告。

（八）预算管理的内部监管

单位应当建立健全内部预算监管检查制度，提高资金的使用效率，预防资金

管理中的不规范行为，保证资金的合理使用

审计部对单位金额较大的重点预算项目建立项目跟踪检查机制。在项目实施过程中，及时对项目的进展情况、资金使用情况、项目的实施进度等与项目有关的情况进行实时监控，及时反馈给院领导。

纪委办公室、审计部等相关部门负责对单位预算执行情况进行监督，查处各部门在预算执行中出现的违法违规行为。

第二节　收支管理

一、定义

收入是指本单位依法取得的非偿还性资金，包括财政补助收入、事业收入、其他收入。

支出是指本单位为保障机构正常运转和完成工作任务所发生的资金耗费和损失，包括基本支出（为保障机构正常运转和完成日常工作任务发生的支出，包括人员支出和公用支出）和项目支出（为完成特定的工作任务在基本支出之外发生的支出）。

二、业务范围

收支管理分为收入管理、支出管理、资金管理、账务处理、财务分析、会计档案管理等环节。收支管理旨在加强医院收入管理，落实应收款项催缴责任，确保应收尽收，防止账务资金体外循环或形成"小金库"，防范挪用收入、违规使用票据等违法行为发生；明确各项支出的范围、开支标准与审批程序，严格执行"收支两条线"管理规定，规范费用报销程序与要求；确保财政资金使用的效率与效果，保证支出行为真实性、合理性及资源配置的有效性、支出管理的高效性；对收支情况及时分析与报告，为制定科学合理的管理决策提供依据。

三、涉及部门及职责

（一）决策机构

院党委会。负责审议、审定年度部门预算、决算；负责重大项目大额资金的审批；听取收入、支出情况的报告；负责审定单位支出事项的支出范围、支出标准；听取审计监察部门对本单位收入、支出的监督检查情况的工作汇报。

（二）统筹管理机构

规划财务部主要职责是：

（1）规划财务部分别设置出纳和会计审核岗。会计审核岗负责按规定对各项经济收支业务合规性、合法性、合理性进行审核；出纳人员对签批手续完备的单据办理收付手续。

（2）负责各项收入统计、核算、上缴，确保所有收入纳入单位财务管理。

（3）负责收支统筹核算，按照项目用途及预算批复等经费支出安排，将预算指标分解下达到各归口业务科室。

（4）负责日常会计核算、报表编制和预算执行情况分析。

（三）执行机构

各科室负责按职能职责及工作任务编报年度项目及资金安排计划，编制项目申报绩效目标；负责按分解下达的预算指标、项目安排计划，分解、细化支出事项，并组织实施；对归口管理事项经费支出合规性、合法性负责，做好对经费支出财务单据收集、整理、报备等工作；结合归口管理事项实施情况，提出项目及资金调整意见；接受院纪委、审计部、规划财务部对归口管理事项经费支出监督检查。

（四）监督机构

审计部是医院的监督机构，行使监督检查职权，其主要职责有：

（1）对医院财务收支及有关的经济活动真实性、合法性、效益性进行审计监督。

（2）对医院专项资金的使用进行跟踪审计监督检查。

（3）对医院全面预算管理完成情况以及主要经济指标的完成情况进行审计监督。

（4）协助、配合外部审计机构对医院进行的专项审计。

四、收支管理流程

（一）流程目录

收支管理流程目录（见表5-3）。

表 5-3　收支管理流程目录

流程编号	流程类别	流程名称
SZGL02	收支管理	
SZGL02.01		收入管理
SZGL02.01.01		医疗收入管理流程
SZGL02.02		支出管理
SZGL02.02.01		事前申请审批流程
SZGL02.02.02		报销及支付审批流程
SZGL02.02.03		公务卡报账流程
SZGL02.02.04		借款流程
SZGL02.02.05		耗材付款审批流程
SZGL02.02.06		药品核算管理流程
SZGL02.02.07.01		现金退费流程
SZGL02.02.07.02		银行 POS 退费流程
SZGL02.02.07.03		未跨年但已垮月的社保卡退费流程
SZGL02.03		资金管理
SZGL02.03.01		库存现金管理流程
SZGL02.03.02		银行存款管理流程
SZGL02.03.03		财务印章管理流程
SZGL02.03.04		财务票据管理流程
SZGL02.03.05		往来款管理流程
SZGL02.03.06		发票（普通增值税发票）管理流程
SZGL02.04		账务处理流程
SZGL02.05		财务分析流程
SZGL02.06		会计档案管理流程
SZGL02.02.08		财政电子支付流程

（二）具体流程及说明

以医疗收入管理流程为例。

（1）流程图（见图5-2）。

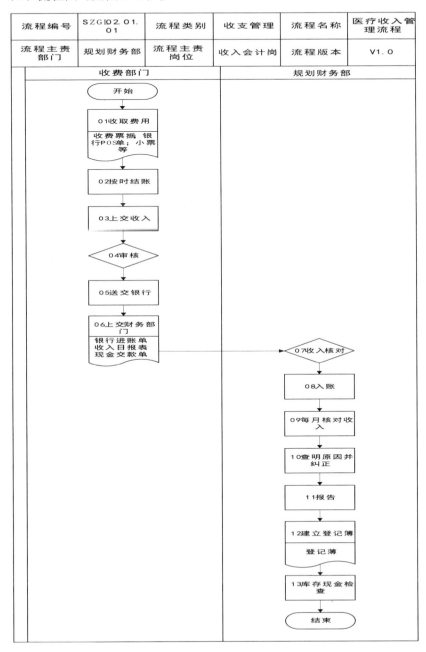

图 5-2　医疗收入管理流程图

2. 流程说明（见表 5-4）。

表 5-4 医疗收入管理流程

编号	流程步骤	责任部门	责任岗位	流程步骤描述	输出文档	是否关键控制点	控制要素
01	收取费用	收费部门	收费员	收费员收取费用 1. 现金收取费用 2. 医保卡收取费用 3. 银行 POS 收取费用	收费票据、银行 POS 单、小票等	是	收费应按物价部门制定的收费标准和相关规定执行，收取做到不漏收、不重收和不多收
02	按时结账	收费部门	收费员	收费员每日收取费用后，清点无误进行结账		否	按报表金额核对无误后再进行结账
03	上交收入	收费部门	收费员	收费员按照收费系统内显示的金额将收入及时上交收费部门审核责任人审核		否	上交及时、完整
04	审核	收费部门	审核责任人	收费部门审核责任人依据收费管理系统内显示的金额，对收费员上交的收入进行审核		否	账表、账实、账账是否相符，出现不一致，及时告知并纠正
05	送交银行	收费部门	审核责任人	审核责任人每日及时准确地将当日收入送交银行		否	按当日收入金额全额上交，并做好记录
06	上交财务部门	收费部门	审核责任人	收费部门审核责任人将银行进账单、收入日报表、现金交款单及时上交财务部门	银行进账单、收入日报表、现金交款单	否	完整并按时提交
07	收入核对	规划财务部	收入稽核岗	收入稽核岗将银行进账单、现金交款单、收入日报表、银行推送单进行核对		是	账表、账实、账账是否相符
08	入账	规划财务部	收入会计	收入会计核对一致时及时入账确认收入		否	是否履行了规定的审批程序，确保无误后进行账务处理

续表

编号	流程步骤	责任部门	责任岗位	流程步骤描述	输出文档	是否关键控制点	控制要素
09	每月核对收入	规划财务部	收入会计	收入会计每月核对收入月报表与当月所有日报表的收入总和是否一致		否	按月进行核对，核对金额是否一致
10	查明原因并纠正	规划财务部	收入会计	收入会计发现不一致的，及时查明原因，予以纠正		否	及时查明原因，通知相关责任人员根据实际情况进行纠正，确保一致
11	报告	规划财务部	收入会计	收入会计将不一致的原因及采取的处理措施等情况告知上级主管人员		否	把实际情况告知主管人员，确保主管人员对该情况充分了解
12	建立登记簿	规划财务部	收入会计	收入会计建立登记簿，做好交接环节的相关记录	登记簿	否	完整登记记录时间、交接情况、交接人等内容
13	库存现金检查	规划财务部	会计人员	会计人员对每位收费员进行不定期的库存现金检查，每个月三次以上		是	审查库存现金量与报表、系统是否一致及时进行纠正；库存现金检查与系统报表检查不得为同一人

五、相关工作要求

（一）总体要求

收入管理遵循国家相关法律法规、财经纪律及管理规定，杜绝账务资金体外循环或形成"小金库"，防范挪用单位收入、违规使用票据等行为发生。保证收入公开、透明，加强单位收入管理，持续提高本单位管理水平，为本单位履行法定的职能提供保障。

支出管理遵循统一安排、归口管理原则。规范经济活动事项的分类、定义、范围及明细，按事项明确统筹管理部门及归口科室和管理职责。遵循"无预算不支出"和"分事行权"原则，综合运用预算额度、授权审批、定额标准、程序管控、单据控制等手段，保证各项经济活动支出依法依规开展。

（二）收入管理

各项收入由规划财务部归口管理并进行会计核算，严禁设立账外账。规划财务部合理设置岗位，明确相关岗位的职责权限，确保收款、会计核算等不相容岗位相互分离。

业务部门在涉及收入的合同协议签订后及时将合同等有关材料报院办公室备案，同时提交规划财务部作为账务处理依据，确保各项收入应收尽收，及时入账。规划财务部应当定期检查收入金额是否与合同约定相符，对应收未收项目应当查明情况，明确责任主体，落实催收责任。

医院的各项收费要认真执行国家的物价政策，做到不漏收、不多收和不重收。应根据实际情况设置专职物价员，及时检查和收集收费情况，保证收入的合法性、完整性。

完善医疗收费上交管理制度，保证资金及时回笼。应严格遵守国家的有关货币资金管理规定，做到当日清点全部所收款项，当日结账，当日送存银行。

规划财务部定期对收款员收款情况进行抽查、对比分析，发现未及时上缴的款项要查明原因。对结算人员库存现金进行不定期盘查，防止截留、挪用、侵占。

审计部人员应加强对各收费部门报来的收入凭证和存根的审核，如是否少收或多收，日报表金额是否与所附存根金额合计数一致，是否足额交库等；药品收入应注意是否与药房处方合计数一致，是否严格使用财政部门统一监制的收费票据，有无使用其他票据而使资金出现外流等现象。

（三）支出管理

按照分事行权、归口管理的要求，将各类业务支出事项分类归口，明确界定归口管理科室。根据国家有关财政财务会计规定，明确每个支出业务事项的定义、开支范围、开支标准及业务事项所涉及的表单和票据，制定医院支出事项指南。

支出的执行根据管控关口前移、重事前控制、提高行政运行效率的原则，把医院支出事项的执行方式分为直接执行、采购执行和需要事前申请审批执行三种。

（1）由外部标准控制的事项、常规性基本支出事项采用直接执行方式，如工资、津贴、社会保障缴费、住房公积金、医疗费等。

（2）采购执行分为政府集中采购执行和内部采购执行。政府集中采购目录范围以内限额以上的事项，按照政府集中采购的相关规定履行相应的执行审批程序；政府集中采购目录范围以外限额以下需要采购的事项，按照单位规定履行相应的执行审批程序。

（3）需要重点控制的支出、重大支出，采用事前申请审批执行方式，如：差旅费、培训费、因公出国（境）费、公务接待费、会议费、项目资金支出、重大支出等。

（四）支出核算

规划财务部根据实际发生的经济业务，按照国家规定及时进行会计核算，填制会计凭证，登记会计账簿，编制财务会计报告。要严格按照经济科目的支出范围、核算内容和要求对支出事项进行归集核算，确保财务信息真实完整。

（五）收支分析

规划财务部应定期将收支情况进行统计汇总，形成收支分析报告，报送院领导。收支分析报告应注重支出执行情况与计划的对比及差异分析，通过差异分析及时发现收支的异常情况，分析其形成原因，采取适当的措施，规范各项收支活动，提高资金的使用效率和效果。

（六）债务管理

医院应当在举借债务前，对债务业务进行充分评估和论证。财务部门应当根据国家规定、单位实际的支出需求、宏观经济和金融市场形势，恰当地选择举债方式，编制债务融资和偿还方案，并对方案进行评估和论证，报经单位领导班子集体研究决定。

医院符合举债条件且需要举债的，应按规定向上级主管部门提出申请报告及相关资料。借款申请经批准后，应严格按照批准的用途合理使用债务资金，不得挪作他用。确需变更用途的，应按照原程序重新报批。

按照《中华人民共和国招标投标法》《中华人民共和国政府采购法》和国家的有关规定，医院债务项目需要进行招标和政府采购的，严格按照规定执行。

建立债务偿还定期报告制度。每年底，医院应将举债的资金管理、还本付息、资金使用、次年还本付息计划等情况，按照要求进行书面报告。

医院应当做好债务的会计核算和档案保管工作。加强债务的对账和检查控制，定期与债权人核对债务余额，进行债务清理，防范和控制财务风险。

第三节　政府采购管理

一、定义

政府采购是指市级国家机关、事业单位和团体组织，使用财政性资金采购依法制定的集中采购目录以内的或者采购限额标准以上的货物、工程和服务的行为。

财政性资金是指纳入预算管理的资金。以财政性资金作为还款来源的借贷资金，视同财政性资金。

采购，是指以合同方式有偿取得货物、工程和服务的行为，包括购买、租赁、委托、雇用等。货物，是指各种形态和种类的物品，包括原材料、燃料、设备、产品等。工程，是指建设工程，包括建筑物和构筑物的新建、改建、扩建、装修、拆除、修缮等。服务，是指除货物和工程以外的其他政府采购对象。

政府采购当事人是指在政府采购活动中享有权利和承担义务的各类主体，包括采购人、采购代理机构和供应商等。采购人是指依法进行政府采购的国家机关、事业单位、团体组织。采购代理机构指集中采购机构和集中采购机构以外的采购代理机构。集中采购机构是设区的市级以上人民政府依法设立的非营利事业法人，是代理集中采购项目的执行机构。集中采购机构以外的采购代理机构，是从事采购代理业务的社会中介机构。供应商是指向采购人提供货物、工程或者服务的法人、其他组织或者自然人。

政府购买服务是指通过发挥市场机制作用，把政府直接提供的一部分公共服务事项以及政府履职所需服务事项，按照一定的方式和程序，交由具备条件的社会力量和事业单位承担，并由政府根据合同约定向其支付费用。

政府购买服务的主体（以下简称购买主体）是各级行政机关和具有行政管理职能的事业单位。党政机关、纳入行政编制管理且经费由财政负担的群团组织向社会提供的公共服务以及履职服务，可以根据实际需要，按照政府购买服务相关规定实施购买服务。

承接政府购买服务的主体（以下简称承接主体），包括在登记管理部门登记或经国务院批准免予登记的社会组织，按事业单位分类改革应划入公益二类或转为企业的事业单位，依法在工商管理或行业主管部门登记成立的企业、机构等社会力量。

二、业务范围

采购业务管理分为采购计划编制和备案管理、采购需求管理、采购方式变更管理、采购活动实施管理、质疑管理、采购验收管理六个环节，旨在建立健全政府采购管理机制，促进政府采购管理的规范化、制度化、流程化和信息化。

三、涉及的部门（单位）及职责

院长办公会是医院政府采购管理工作的最高决策机构，负责对采购部提交的政府采购计划进行审议决定，负责对采购需求论证、采购实施结果做出决定。

采购部负责采购过程中的联系协调及采购日常性工作的开展。其主要职责是：

（1）编制货物与服务招标采购文件的示范文本。

（2）根据采购的性质，采取政府采购、邀请招标方式组织的自主采购等。

（3）受理采购人、供应商的质疑。

（4）负责组织办公室、规划财务部等归口管理部门编制购置或维修项目清单。

（5）负责核实供货商的资质，汇总、编制供货商的报价清单等。

（6）督促采购代理机构依法合规地履行合同业务。

（7）组织参与政府采购评审及验收工作；负责组建分散（组织）采购评标、验收小组，组织评审 / 验收工作并拟定综合评审 / 验收意见。

（8）负责采购文档的归档与报备工作。

（9）督查、指导采购法律法规的贯彻执行，加强对采购经办人员的业务培训。

（10）上级主管部门交办的其他采购工作。

采购项目申请和使用部门主要负责提出采购需求、编制采购预算；提供采购审核需要的功能需求、配置需求、售后服务要求、培训要求等信息；负责采购实施工作程序中规定的具体相关事宜。

纪委办公室与审计部负责对政府采购实施的全过程实行监督。

四、 工作流程

（一）流程目录

采购管理流程目录（见表5-5）。

表 5-5　采购管理流程目录

流程编号	流程类别	流程名称
CGGL03	采购管理	
CGGL03.01		医疗设备购置论证流程
CGGL03.02		紧急性医疗设备购置论证流程
CGGL03.03		医疗设备进口论证流程
CGGL03.04		医疗设备参数论证
CGGL03.04.01		医疗设备参数论证（方式一）
CGGL03.04.02		医疗设备参数论证（方式二）
CGGL03.05		信息化采购项目参数论证流程
CGGL03.06		采购计划编制和备案流程
CGGL03.07		办公设备申购审批流程
CGGL03.08		新进医疗耗材申购审批流程
CGGL03.09		医疗耗材日常申购审批流程
CGGL03.10		新进物资申购审批流程
CGGL03.11		物资日常申购审批流程

续表

流程编号	流程类别	流程名称
CGGL03.12		采购方式变更流程
CGGL03.12.01		变更为单一来源采购方式流程
CGGL03.12.02		变更为其他采购方式流程
CGGL03.13		采购执行流程
CGGL03.13.01		公开招标、竞争性谈判、竞争性磋商和询价采购流程
CGGL03.13.02		单一来源采购流程
CGGL03.13.03		批量集中采购流程
CGGL03.13.04		网上竞价采购流程
CGGL03.13.05		商场直购采购流程
CGGL03.13.06		院内采购流程
CGGL03.13.06.01		院内公开比选采购流程
CGGL03.13.06.02		院内邀请招标流程
CGGL03.13.06.03		院内公开竞价流程
CGGL03.13.06.04		委托代理机构招供货商流程
CGGL03.14		质疑投诉受理流程
CGGL03.15		采购履约验收流程
CGGL03.15.01		设备验收入库流程
CGGL03.15.02		物资验收入库流程

（二）具体流程及说明（例）

以采购计划编制和备案流程为例

（1）流程图（见图5-3）。

流程编号	CGGI03.06	流程类别	采购管理	流程名称	采购计划编制和备案流程
流程主责部门	采购部	流程主责岗位	采购管理岗	流程版本	V1.0

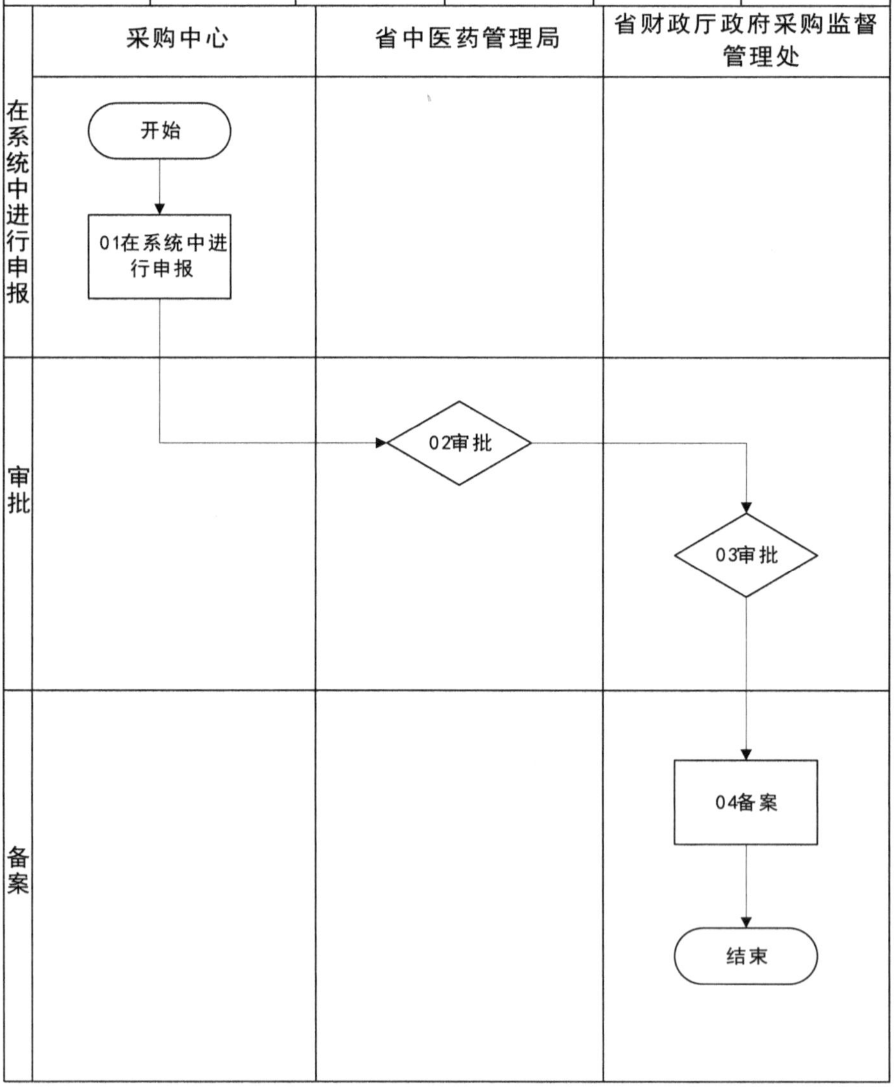

	采购中心	省中医药管理局	省财政厅政府采购监督管理处
在系统中进行申报	开始 → 01在系统中进行申报		
审批		02审批	03审批
备案			04备案 → 结束

图5-3 采购计划编制和备案流程图

（2）流程说明（见表5-6）

表5-6 采购计划编制和备案流程说明

编号	流程步骤	责任部门	责任岗位	流程步骤描述	输出文档	是否关键控制点	控制要素
01	在系统中进行申报	采购部	采购管理岗	在四川省政府财政信息系统（大平台）中的政府采购实施计划管理系统中编制采购实施计划		否	根据批复的预算和会议通过的采购计划，按系统填制要求进行编制
02	审批	省中医药管理局	N	对医院的年度采购计划进行审核		否	
03	审批	省财政厅政府采购监督管理处	N	对医院上报的年度采购计划进行审核		否	
04	备案	省财政厅政府采购监督管理处	N	省财政厅政府采购监督管理处在大平台上进行备案		否	

依据：四川省财政厅关于省级政府采购实施计划实行备案管理有关事项

备注：表中N指"没有"或者"不适应"的意思。

五、相关要求

（一）政府采购合同的签订管理

凡涉及采购的项目必须签订合同，并在中标、成交通知书发出之日起 30 日内完成签订。合同条款不得与采购文件和成交供应商的报价文件内容有实质性偏离。采购人不得向中标、成交供应商提出提供赠品或回扣等不合理要求作为签订合同的条件。合同由采购人、采购代理机构、中标（成交）供应商和同级政府采购监督管理部门各执一份。

政府采购合同履行中，采购人需追加与合同标的相同的货物、工程和服务的，在不改变合同条款的前提下，双方可以协商签订补充合同，但所有补充合同总金额不得超过原采购金额的 10%。

采购人应自政府采购合同签订之日起七个工作日内，将合同副本报同级政府采购监督管理部门备案。

（二）合同履约验收管理

（1）成立履约验收工作组。履约验收工作组为采购业务临时组成机构，具体为设备归口管理部门、采购部门、使用科室 3 人（含）以上人员组成。重大采购项目验收可邀请纪委办公室、规划财务部或院领导参加。

（2）组织验收。采购人应当自中标、成交、供应商履行完合同义务之日起十个工作日内组织验收。大型或者复杂的政府采购项目，采购人应当邀请质量检测机构参加验收。

供应商出现违约情形，应当及时纠正或补偿；造成损失的，按合同约定追究违约责任；发现有假冒、伪劣、走私产品、商业贿赂等违法情形的，应立即移交工商、质监、公安等行政执法部门依法查处。

采购人故意推迟项目验收时间的，与供应商串通或要求供应商通过减少货物数量或降低服务标准的，在履行合同中采取更改配置、调换物品等手段的，要求供应商出具虚假发票或任意更改销售发票的，牟取不正当利益的，追究相关法律责任。

（3）出具验收报告。工作组对供应商提供的货物、工程或服务按照采购文件和中标、成交通知书及政府采购合同进行核对、验收，并提供书面验收报告。

验收结束后，全体验收人员签署验收意见，出具验收单/报告，加盖单位公章，作为申请支付资金的必要文件。

其他相关人员参加验收的，在验收报告上签署意见。

（三）合同备案及采购资金支付

（1）各需求科室配合采购人员对合同进行备案登记和保管。

（2）采购项目验收合格后，将发票、验收单／报告以及相关规定材料送规划财务部复核，办理固定资产登记，并按照政府采购资金支付规定，办理项目资金支付。

（3）采购资金应按合同规定支付进度进行支付，不得超前。

（四）采购文件归档保存

采购管理部门应当按照政府采购项目各项采购活动发生的时间顺序，真实、完整地建立项目采购文件档案，并于采购结束后交院档案室保存。采购文件档案的保存期限为从采购结束之日起至少保存 15 年

第四节　资产管理

一、定义

资产是指单位占有、使用的，依法确认为国家所有，能以货币计量的各种经济资源的总称，表现形式为流动资产、固定资产、无形资产、对外投资及其他资产。

固定资产指使用期限超过一年、单位价值在 1 000 元以上（其中：专用设备单位价值在 1 500 元以上）且在使用过程中基本保持原有物质形态的有形资产。单位价值虽未达到规定标准但是使用年限在一年以上的大批同类物资也应作为固定资产管理。

无形资产指医院为开展医疗服务等活动或为管理目的所拥有或控制的专利权、非专利技术、著作权、商标权、土地使用权、商誉等不具有实物形态的非货币性长期资产。

对外投资是指医院以货币资金购买国家债券或以实物、无形资产等开展的投资活动。

流动资产指医院在一年内可变现或者耗用的资产。医院的流动资产包括现金、各种存款、应收的款项、库存物资、药品等。

二、业务范围

资产管理分为资产使用、资产维修、资产盘点、资产清查、资产处置等环节，旨在规范资产使用行为，落实使用责任，保证资产安全完整，提高资产使用效益。

三、涉及的部门（单位）及职责

资产归口管理部门统一对医院国有资产实行综合管理。其主要职责有：

（1）贯彻执行国家有关资产管理的方针、政策及规定，组织拟定医院国有资产管理相关规章制度并监督执行。

（2）组织编制资产新增及维（修）护等采购预算与计划，并负责推动、落实资产采购工作。

（3）负责办理资产的购建、验收、领用、维修、调拨、移交、处置等相关审批事宜。

（4）建立健全资产登记册，编制资产编号、资产台账及卡片等实物档案资料。

（5）对资产进行定期清查、不定期检查，提出盘点（盈亏报废等）处理建议。

（6）督促整改资产管理过程中发现的问题，促进资产的有效利用，提高资产使用效益。

各使用科室作为日常使用与保管资产的直接责任部门，由科室负责人对本科室所用资产的完整性负责。其主要职责有：

（1）负责本科室资产的保管、保养与维护等，保证资产的安全和完整。

（2）正确使用资产及卡片信息，及时反馈资产的使用状况并报修。

（3）积极参与并配合资产的验收、清查盘点、移交等工作，负责对本科室流失资产的追缴及遗留问题的处理。

（4）职工调离本科室时，须办理办公设备、设施移交手续。

规划财务部负责本院国有资产的价值管理。主要职责有：

（1）建立健全资产核算制度，设立资产明细账，正确计价与核销管理。

（2）负责资产采购经费的筹集及费用的审核和报销。

（3）审核、处理资产购置、转移、调拨、盈亏报废等的财务手续。

（4）对资产管理科室拟定的购建及维修预算和计划、处置方案提出意见。

（5）参与资产的采购、验收、移交等工作。

（6）积极参与并配合资产的清查盘点工作，负责编制资产统计报告。

四、资产管理流程

（一）流程目录

资产管理流程目录（见表5-7）

表5-7　资产管理流程目录

流程编号	流程类别	流程名称
ZCGL04	资产管理	
ZCGL04.01		物资领用流程
ZCGL04.01.01		一般物资领用流程
ZCGL04.01.02		医疗耗材领用流程
ZCGL04.01.03		医疗耗材退换流程
ZCGL04.02.		植入性耗材管理流程
ZCGL04.03		固定资产使用变动流程
ZCGL04.03.01		科室间设备转移流程
ZCGL04.03.02		资产对外捐赠流程
ZCGL04.03.03		人员离岗资产移交流程
ZCGL04.03.04		固定资产停用流程
ZCGL04.04		资产出租出借流程
ZCGL04.05		设备维修流程
ZCGL04.06		资产盘点流程
ZCGL04.06.01		库存物资盘点流程
ZCGL04.06.02		固定资产盘点流程
ZCGL04.07		资产清查核实流程
ZCGL04.08		设备报废与处置流程
ZCGL04.09		公务车管理流程
ZCGL04.09.01		一般公务车使用流程
ZCGL04.09.02		救护车使用流程
ZCGL04.09.03		车辆维修流程
ZCGL04.09.04		车辆报废流程

（二）具体流程及说明

以医疗耗材领用流程为例

（1）流程图（见图5-4）

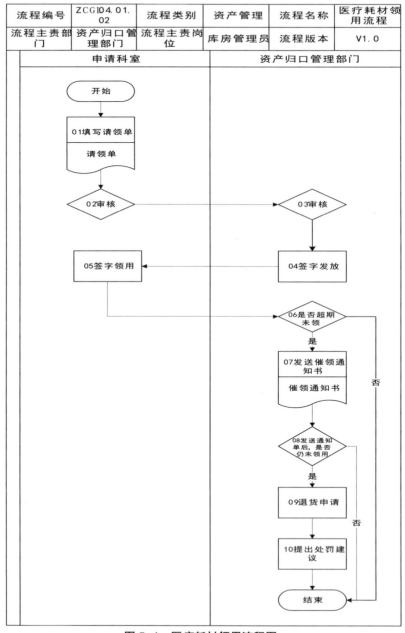

图5-4　医疗耗材领用流程图

（2）流程说明（见表 5-8）。

表 5-8　医疗耗材领用流程说明

编号	流程步骤	责任部门	责任岗位	流程步骤描述	输出文档	是否关键控制点	控制要素
01	填写请领单	申请科室	领用人	根据计划填写请领单	请领单	否	使用科室申请所需的下周医疗耗材，应在下周内领用完毕
02	审核	申请科室	科室负责人	领用科室负责人对请领单进行审核		是	是否与申购计划相符，领用数量是否合理
03	审核	资产归口管理部门	库房管理员	库房管理员对请领单进行审核		是	物资发放必须按计划执行，原则上无计划不发放
04	签字发放	资产归口管理部门	库房管理员	库房管理员按签字确认请领所写物品、规格、数量一次性交清物品		否	有使用日期限制的医疗耗材应坚持"先进先出"原则，必须按日期由短到长的顺序发放
05	签字领用	资产归口管理部门	领用人	领用人在出库单上签字后方可领取，不得白条领物		否	严禁由临时工或实习学生代领医疗耗材
06	判断：是否超期未领	资产归口管理部门	库房管理员	如果是，下接第 07 步；如果否，直接结束		否	
07	发送催领通知书	资产归口管理部门	库房管理员	根据申购计划，如申请科室未在计划时间内领用，库房应向责任科室发送催领通知书	催领通知书	否	明确责任科室、规定领用时间
08	判断：发送通知单后，是否仍未领用	资产归口管理部门	库房管理员	如果是，下接第 09 步；如果否，直接结束		否	
09	退货申请	资产归口管理部门	库房管理员	发送通知单，仍未领用，库房可以提出退货申请		否	明确退货原因
10	提出处罚建议	资产归口管理部门	库房管理员	可提出处罚建议扣罚科室负责人个人绩效 200 元		否	根据实际情况向相关责任科室提出处罚建议

五、相关工作要求

（一）资产配置与管理

（1）国有资产管理遵循厉行节俭、合理配置、有效利用原则，实行资产管理与预算管理相结合、实物管理与价值管理相结合，保障国有资产的安全和完整。

（2）适用于公立医院国有资产的配置与维修、使用、保管与清查、出租、出借与对外投资、处置与产权管理、监督检查与信息管理等业务活动。

（3）国有资产管理实行"统一负责、分工协作"的管理机制，资产归口管理部门和使用科室各司其职，共同保障资产的完整与有效利用。

（4）国有资产的无偿转让、调拨、出售、置换、报损、报废等行为，须根据资产归口管理部门提供的相关核准清单及时进行产权变更登记及账务核销处理。

（5）国有固定资产的配置坚持调剂优先，推行资产整合与共享共用。实行"先申报资产配置计划，再编制部门预算，最后编制政府采购预算"的工作流程。

（6）对有规定配备标准的资产，严格按照标准进行配备；对没有规定配备标准的资产，从单位实际需要出发，从严控制，合理配备。

（7）年度部门预算编制前，各资产使用科室根据发展需要和实际情况填写《资产申购表》，由科室集体讨论，科室负责人、本部门、科室支部书记、分管院领导审核后报资产归口管理部门。

（8）因工作需要确需临时增加资产配置的，须按照先调剂、后租赁、再购置的原则提出资产购置（维修）计划，经医院内部审核通过后，按权限上报上级主管部门。

（9）固定资产领用后，资产归口管理部门按科室建账编号，各科室派专人管理并建账。

（10）职工离职时，把本人管理使用的资产移交本科室相关负责人，科室负责人需将资产移交资产归口管理部门资产管理人员，资产归口管理部门对资产归属做相应变更，并出具资产移交清单。组织人事部在收到资产归口管理部门出具的资产移交清单后，方能办理相关手续。如资产尚未移交完毕就办理完相关离职手续，造成资产无法追回或流失的，由组织人事部承担相关责任。

（11）盘点处置意见批准后，由资产归口管理部门负责填制或注销资产台账和卡片/标签，规划财务部负责更新资产相关账务。《资产盘点表》《盘点情况报告》由各资产归口管理部门和规划财务部分别归档、保存。

（二）国有资产处置与产权管理

（1）资产存在长期闲置不用、低效运转、超标准配置，报废、报损，所有权或使用权实际已发生转移，盘亏、呆账及非正常损失，已超过使用年限且无法使用，以及按照国家有关规定需进行处置等六种情形，须履行审批手续后方可按规定处置资产，进行产权的转移或注销。

（2）国有资产处置的方式有无偿调拨（划转）、对外捐赠、报废、报损、转让、出让、出售、置换八种。

①无偿调拨（划转）：在不改变国有资产性质的前提下，以无偿转让的方式变更国有资产占有、使用权的资产处置行为。

②对外捐赠：依照《中华人民共和国公益事业捐赠法》，自愿无偿将其有权处分的合法财产赠与合法的受赠人的行为。

③报废：资产已超过使用年限不能继续使用，或者未达到使用年限而出现老化、损坏、市场型号淘汰等问题，经技术鉴定或按有关规定不适合继续使用而注销产权的行为。

④报损：对已发生的国有资产盘亏、呆账及非正常损失等，按有关规定进行产权注销的行为。

⑤转让：资产占有、使用权人以有偿或无偿方式向其他单位让渡占有、使用权的行为。

⑥出让：资产所有权人以货币性交易方式变更国有资产的所有权或占有、使用权的行为。

⑦出售：以对价方式变更国有资产的所有权或占有、使用权的行为。

⑧置换：与其他单位以非货币性交易方式［不涉及或只涉及少量的货币性资产（即补价）］变更国有资产的所有权或占有、使用权的行为。

（3）无偿调拨（划转）处置资产时，由资产归口管理部门与资产接收方协调一致后，代表本院与接收方签订意向性协议，连同接收方主管部门同意无偿调拨（划转）的有关文件、无偿调拨（划转）申请、《行政事业单位国有资产处置申报表》及资产价值凭证与产权证明等材料一并报送省财政厅按权限审批。

资产归口管理部门依据最终审批文件，结合意向性协议要求进行资产转交，签制交接清单。规划财务部根据办公室提供的审批文件和资产移交手续完成产权变更或注销工作。

（4）对外捐赠资产时，资产归口管理部门会同规划财务部整理捐赠报告（包括捐赠事由、途径、方式、责任人、资产构成及其数额、交接程序等）、

《行政事业单位国有资产处置申报表》及捐赠资产的有效凭证等材料，一并报送上级主管部门、省财政厅按权限审批。

规划财务部根据审批文件、捐赠证明或捐赠资产交接清单完成产权注销。

（5）单位国有资产出售、出让、转让时，资产归口管理部门会同规划财务部整理如下材料一并报送上级主管部门、省财政厅按权限审批。

①出售、出让、转让申请文件。

②《行政事业单位国有资产处置申报表》。

③资产价值凭证及产权证明，如购货发票、工程决算副本、国有土地使用权证、房屋所有权证、股权证等凭据的复印件（加盖单位公章）。

④出售、出让、转让方案，包括资产的基本情况，处置的原因、方式等。

⑤出售、出让、转让合同草案，属于股权转让的，还应提交股权转让可行性报告。

⑥因撤销、合并、分立而出售、出让资产的，须提供撤销、合并、分立的批文。

⑦因拆迁而出售、出让资产的，须提供房屋拆除批复文件或建设项目拆建立项文件。

⑧资产评估报告。

通过产权交易机构、证券交易系统、协议方式以及国家法律、法规规定的其他方式进行国有资产出售、出让、转让交易，当意向交易价格低于评估价值的90%时，应当暂停交易，经上级主管部门、省财政厅核准后方可再次交易。

规划财务部根据审批文件、合同及资产交接清单完成产权注销。

资产置换参照出售、出让、转让管理规定执行。

（6）申请国有资产报废、报损，由资产归口管理部门会同规划财务部提供以下材料报送上级主管部门、省财政厅按权限进行审批。

①报废、报损申请文件。

②《行政事业单位国有资产处置申请表》。

③能够证明报废、盘亏、毁损及非正常损失资产价值的有效凭证。如购货发票、工程决算副本、记账凭证、固定资产卡片及产权证明等凭据的复印件（加盖单位公章）。

④报废资产应聘请有资质的中介机构对资产状况和价值进行审核，提供中介机构出具的审核意见。

⑤盘亏资产应由单位组织资产清查，提供单位内部说明及中介机构出具的经

济鉴证报告；因失窃、自然灾害等意外事故造成的资产损失，应提供单位内部情况说明以及公安部门或保险公司出具的证明材料及对责任者的处理文件。

⑥因房屋拆除等原因需办理资产核销手续的，提交相关职能部门的房屋拆除批复文件、建设项目拆建立项文件、双方签订的房屋拆迁补偿协议。

⑦审批部门认为需要提供的其他资料。

规划财务部根据已经审批后的材料完成资产核销及产权注销工作。

第五节　合同管理

一、定义

本节所称的合同，是指某省级中医医院为实现一定经济目的，与自然人、法人以及其他单位等平等主体之间设立、变更、终止民事权利义务关系的协议。

二、业务范围

合同管理分为合同谈判、合同审查签订、合同台账管理、合同履行监督、合同风险与异常处置等多个环节，旨在明确合同拟定、审批、执行等环节的程序和要求，定期检查和评价合同管理中的薄弱环节，采取相应控制措施，促进合同有效履行，切实维护本单位的合法权益。

三、合同分类

根据合同涉及的主要业务内容，包括以下分类：

（1）人事与劳动合同：以建立、解除劳动关系或人事管理等为主要内容的合同。

（2）不动产买卖和租赁合同：涉及某省级中医医院的仪器设备租赁、不动产买卖、房屋租赁等合同。

（3）基建合同：与某省级中医医院基本建设相关的工程规划、设计、监理和施工、修缮等合同。

（4）商品采购合同：某省级中医医院各采购科室购买仪器设备、办公用品、耗材、药品、图书等商品的合同。

（5）服务采购合同：某省级中医医院各科室获得加工、运输、保管、出版、维修、租赁、会议、培训、物业管理、消防维保、搬运、保洁、保安等服务的合同。

（6）医联体合同：由某省级中医医院事业发展部承办，与其他医疗机构签订双向转诊、医疗技术推广委托、所有医联体单位签署的合同。

（7）对外合作协议：由某省级中医医院相应职能部门承办，与所有合作单位签署的合作、项目合作等协议。

（8）药剂合同：某省级中医医院中药饮片购销、代煎服务、药品购销等合同。

（9）制剂合同：由某省级中医医院制剂室承办，适用于医院制剂调剂、医疗机构制剂备案委托加工等合同。

（10）医务合同：某省级中医医院与其他医疗机构签订委托检验、远程医学合作、学科建设等合同。

（11）科研合同：某省级中医医院与其他科研机构临床验证合作、测试加工（委托）、科研联合申报、专利申请服务、技术开发（委托）等合同。

（12）其他合同：上述合同以外的其他类型合同。

四、涉及的部门（单位）及职责

（1）院办公室为某省级中医医院合同综合管理科室，设置合同管理岗，负责合同的综合管理。主要职责有：

①负责组织制定、完善某省级中医医院合同管理实施办法。

②负责合同统一管理：包括严把合同审签流程、督促律师审核法律条款、合同用印管理、合同分类存档、建立合同台账等。

③加强合同登记管理，定期对合同进行统计、分类和归档，根据合同涉及的主要业务内容分类建立合同管理台账。

④实行"合同督办通知单"管理，实时跟踪各科室合同存档反馈进度。建立通报机制，对未及时归档的科室进行全院通报。

⑤完成领导安排的其他涉及合同的工作。

（2）纪委办公室、审计部负责某省级中医医院合同监督、审核。主要职责有：

①审核合同合法性，对合同的合法性、有效性及风险因素提出评审意见。

②组织研究合同风险管控措施。

③参与或组织合同法律纠纷的调解、仲裁、诉讼活动。

④完成部门及上级领导安排的其他工作。

（3）归口管理科室：根据业务内容和管理职能，归口管理相关合同。具体为：组织人事部归口管理人事与劳动合同类，后勤保障部归口管理基建合同类，采购部归口管理商品采购合同类，事业发展部归口管理医联体合同类，体检中心归口管理对外合作协议类，药剂科归口管理药剂合同类，制剂室归口管理制剂合同类，医务部归口管理医务合同类，科研部归口管理科研合同类。另外，不动产买卖和租赁合同类、服务采购合同类、其他合同类等根据合同实际归口各承办科室。

（4）各科室作为某省级中医医院合同管理的具体承办执行科室，主要职责有：

①负责合同对方主体资格、资质审核以及客户信用信息、履约能力等信息的收集、初审工作。

②负责牵头组织、协调与本科室职能相关的合同文本的草拟、组织评审、合同谈判及具体签订工作。

③负责本科室合同台账建立、登记、进度跟踪、履约情况分析及问题反馈与应急处理等风险管理，并对初始资料的真实性、完整性负责。

④各承办科室是合同签订第一责任人。合同签订需明确和完善合同签订日期和合同履行期限，保证医院的合法权益。

⑤定期向院办公室报备归口管理合同的签订、履行及履约情况分析等。

⑥负责所经办合同资料的按时归档工作。

（5）某省级中医医院成立合同监督检查小组，由纪委办公室、审计部、规划财务部、院办公室等部门组成，负责合同管理全过程的监督与检查，促进合同业务管理工作的不断改善。

五、合同订立与审批

订立合同，应遵守国家的法律、法规和本院相关管理规定，合同条款明确、完备，合同形式符合要求，严格履行审批程序，维护本院合法权益。

（一）合同订立审批流程

（1）承办科室收集对方资料，对合同相对方的主体资格、资信情况进行审查。

（2）承办科室草拟合同文本。

（3）承办科室牵头组织相关科室进行合同会商，并形成会商纪要。

（4）规划财务部合同审核。规划财务部主要审核合同是否有资金来源、合同付款时间、付款条件等，签署审核意见。

（5）承办科室将合同初稿交院办送医院法律顾问修改，法律顾问对合同法律条款合法性进行审核。

（6）承办科室根据法律顾问审核后的合同与合同签订对方商议后进行修改完善，科室负责人审核通过后，备齐所有合同（协议）审签材料［注：合同（协议）审签材料包括：①《对外合同（协议）审签单》（附件1）；②《对外合同（协议）承办部门会商纪要》（附件2）；③党委会、院长办公会纪要；④合同（协议）律师修改原稿；⑤合同（协议）定稿］；根据《对外合同（协议）审签单》（附件1）审签流程逐一报签。

（7）纪委办公室、审计部主任审核。对合同文本的合法性、经济性、可行性和严密性进行重点审核。

（8）合同签字。①一般事项合同（协议）经院长办公会审议通过，会议纪要已明确授权及指定需办的，承办部门按以上程序报至分管领导审签协议即可。②涉及"三重一大"事项合同（协议），经院党委会审议通过，承办部门需按以上程序报至行政负责人和党委负责人审签。

（9）院办公室用印备案。按医院合同审签流程逐一报签后，持合法有效的合同至院办盖章。

重大经济合同的签订，由院办公会研究决定。合同有关事项需报有关主管部门批准的，必须经批准后才能签订正式合同。

（二）合同订立关键环节控制措施

合同订立的主要控制点是：合同调查、合同谈判、合同文本的拟定、合同审核、法人审批签字、院办公室用印、合同备案。

1. 合同调查

合同订立前，承办科室应当进行合同调查，了解合同对方的主体资格、资信情况，包括营业执照是否有效、拟签订的合同内容是否在对方的经营范围之内、对方是否具有履约能力。重大合同重点调查包括：

（1）审查合同对方的身份证件、法人登记证书、资质证明、授权委托书等证明原件，必要时，可通过发证机关查询证书的真实性和合法性，在充分收集相关证据的基础上评价主体资格是否恰当。

（2）获取合同对方经审计的财务报告、以往交易记录等财务和非财务信息，分析其获利能力、偿债能力和营运能力，评估其财务风险和信用状况，并在合同履行过程中持续关注其资信变化。

（3）对合同对方进行现场调查，实地了解和全面评估、分析其合同履约能力。

（4）与合同对方的开户银行、主管税务机关和工商管理部门等沟通，了解其生产经营、商业信誉、履约能力等情况。

2. 合同谈判

承办科室组织合同谈判小组，根据实际情况及合同规模选择恰当的洽谈方式，与招投标、政府采购、竞争性谈判、定点采购、询价等方式确定的合同单位进行合同谈判，确定实质性条款、内容。

这一环节的管控措施主要包括：

（1）组建素质结构合理的谈判团队，谈判团队中除了有经验丰富的业务人员外，还应当有法律、技术、财会等方面的人员参与。

（2）收集国家相关法律法规、行业监管、产业政策、同类产品或服务价格等与谈判内容相关的信息。

（3）关注合同核心内容和关键细节，具体包括合同标的数量、质量或技术标准，合同价格的确定方式与价款支付方式，履约期限和方式，违约责任和争议的解决方法，合同变更或解除条件等。

（4）对于影响重大、涉及较高专业技术或法律关系复杂的合同还应当聘请外部专家参与合同的相关工作，并充分了解外部专家的专业资质、胜任能力、职业道德情况。

（5）谈判过程中的重要事项和参与谈判人员的主要意见，应当予以记录并妥善保管，建立严格的责任追究制度。

（6）在谈判过程中加强保密工作。

3. 合同文本的拟定

在合同谈判后，需要根据协商谈判结果，拟订合同文本。合同文本应当准确表达双方谈判的真实意思。

这一环节的管控措施主要包括：

（1）单位对外发生经济行为，除即时结清方式外，应当订立书面合同。严禁口头协议，杜绝合同履行在先，合同签订在后的情况。对于单价小数量不多、可及时结清采购和服务，应当完成必要的协商、支付、审验程序。

（2）合同文本一般由单位业务承办部门起草，由合同归口管理部门组织审核；重大合同或法律关系复杂的合同应当由法律专业人士参与起草；各部门应当各司其职，保证合同内容和条款的完整准确。

（3）国家或行业有合同示范文本的，可以优先选用，但对涉及权利义务关系的条款应当进行认真审查，并根据实际情况进行适当修改。

（4）单位有合同标准文本的必须使用标准文本，没有标准文本的要做到：条款不漏项；标的额计算准确，标的物表达清楚；质量有标准、检验有方法；提（交）货地点、运输方式、包装物和结算方式明确；文字表达严谨，不使用模棱两可或含混不清的词语；违约责任及违约金（或赔偿金）的计算方法准确。

（5）由签约对方起草的合同，单位应当认真审查，确保合同内容准确反映单位诉求和谈判达成的一致意见，特别留意"其他约定事项"等需要补充填写的栏目，如不存在其他约定事项时注明"此处空白"或"无其他约定"，防止合同后续被篡改。

（6）单位合同文本须报经国家有关主管部门或同级财政部门审查或备案的，应当履行相应程序。

4. 合同审核

合同文本拟订完成后，纪委办公室、审计部应当对合同文本进行严格的审核。

这一环节的管控措施主要包括：

（1）审核人员应当对合同文本的合法性、经济性、可行性和严密性进行重点审核，关注合同的主体、内容和形式是否合法，合同内容是否符合单位的经济利益，对方当事人是否具有履约能力，合同权利和义务、违约责任和争议解决条款是否明确等。

（2）建立会审制度。对影响重大或法律关系复杂的合同文本，合同归口管理部门应当组织业务部门、财务部门等相关部门进行审核，各相关部门应当认真履行职能。合同归口管理部门主要审查违约责任、争议管辖权等实质性条款是否合法、完整、明确、具体，文字表述是否无歧义；业务部门对质量条款、技术要求等内容进行技术审核；财务部门对支付条款等内容进行经济审查。

（3）认真分析研究，慎重对待审核意见，对审核意见准确无误地加以记录，必要时对合同条款做出修改并再次提交审核。

（4）每位审查人员应当对做出的审查结果负责，合同归口管理部门对合同审查的结果的真实性负全面监督责任。

5. 合同签署

对于经审核同意签订的合同，应当与对方当事人正式签署合同，并加盖合同章。

这一环节的管控措施主要包括：

（1）严格划分各类合同的签署权限。对外正式订立的合同应当由单位法定代表人或由其授权的代理人签名或加盖有关印章；授权签署合同的，应当签署授权委托书。单位应当要求相关部门和工作人员按照规定的权限和程序与对方当事人签署合同，严禁超越权限签署合同。

（2）严格用印制度。合同经编号、审批及单位法定代表人或由其授权的代理人签署后，方可加盖单位公章。单位法人章必须由专人保管，保管人应当记录合同专用章使用情况以备查。用印后保管人应当立即收回，并按要求妥善保管，以防止他人滥用。

（3）合同备案和台账建立。院办公室建立合同台账，列明合同编号、类型、承办科室、经办人、签订合同对方单位、签订时间、合同项目名称等。

（4）合同成立后需经有关主管部门批准或登记的，经过批准或登记后生效；按照有关法律法规应当进行公证或见证的，必须进行公证或见证。

6. 合同的履行及跟踪

（1）合同执行部门为履行合同权利义务的实施单位。合同签订后，承办科室应该按照合同约定牵头协调合同的履行，相关部门应给予配合，确保合同得到全面履行。

（2）合同的签约承办部门与合同的执行部门为不同部门的，签约承办部门应当在合同执行部门确定后 5 个工作日内向合同执行部门进行合同交底，重大合同应形成书面合同交底纪要。

（3）合同执行部门应及时掌握合同履行情况，达到合同款支付条件，应及时准备相关资料，填写《项目资金支付审批表》按照规定流程审批，提请财务付款。由于特殊情况，合同单位进度等达不到付款条件必须付款时，要有保证金（风险金）条款限制，以保证资金安全和项目的顺利实施。

（4）如果发现对方有不履行或不完全履行合同的情况，应当催促、提示对方按合同约定继续履行，并将对方不履行或不完全履行合同的情况上报主管领导和归口管理部门，同时注意收集、保存有关证据。

（5）遇有不可抗力等客观因素影响合同履行、不能完全履行合同的情况时，合同执行部门应当立即将相关情况报告主管领导和合同归口管理部门，并积极采取补救措施，与对方协商，减少损失。

（6）对合同条款在执行过程中发生的纠纷，合同执行部门应及时查明原因，提出解决办法，并报请主管领导和合同归口管理部门，及时与对方协调解决；若协商解决不成，根据合同约定，在规定时间内向仲裁机关或人民法院提起诉讼。

（7）对合同履行过程中的违约情况或违反合同的事件，合同承办科室应及时收集相关资料报送院办公室。院办公室收到承办科室反馈信息后3个工作日内应组织承办科室、法律顾问、相应业务归口管理科室及承办科室分管院领导研究应对方案，承办科室分管院领导审核、报院长或院办公会审批后指导承办科室实施。

（8）合同执行部门应该建立合同管理台账（见附件3：《某省级中医医院合同管理台账》），及时做好合同履行情况记录，定期向归口管理部门汇报合同进度、履行情况。

（9）合同归口管理部门要定期对合同履行情况及效果进行检查、分析，对合同履行中出现的问题给予解释、解决，对经常出现的问题进行研究，在以后签订合同中加以改进。

（10）合同的担保、变更、解除以及争议解决方式，按照《合同法》和合同约定方式处理。

7. 合同监督检查

（1）合同执行部门在合同执行完毕后，组织对合同履行过程中的情况作出最终评价，评价对方的履约能力、产品/服务、履行进度、技术水平、售后服务、环境与职业健康安全、合作诚信等情况并建立供应商库档案。评价较高的可将对方作为今后单位同类项目招标的优先选择单位。

（2）本院成立由纪委办公室、审计部、规划财务部、院办公室等部门组成的合同监督检查工作小组，定期对单位各职能部门所订立的合同以及合同管理情况进行监督和检查。合同监督检查的主要内容有：

①合同管理制度的制定和落实情况。

②合同资料保管和合同管理台账建立情况。

③合同形式、内容的合法性与适宜性。

④合同的签订和履行情况。

⑤合同纠纷的处理情况。

⑥合同管理人员的设置、教育培训情况。

⑦对于在签订、履行和管理合同工作中，因违反合同管理制度，造成重大经济损失的人员的责任追究情况。

⑧与合同事务相关的其他情况。

（3）在合同监督检查过程中，被检查部门应当如实提供与检查事项有关的文件、资料，并对有关检查事项涉及的问题做出解释和说明。

（4）合同监督检查小组有权在检查结束后的 15 日内向被检查部门送达检查意见书。

检查意见书中包括监督检查小组成员姓名和职务、被检查部门合同、管理情况、存在的问题及对加强合同管理的意见等。

（5）被检查部门（单位）应当自收到检查意见书之日起 30 日内，将落实整改情况书面报告监督检查小组。

8. 合同档案管理

（1）单位各部门所签合同，由合同综合管理部门对合同进行编号，实行统一编号管理。合同档案由各承办科室指定专人按照单位的档案管理办法进行分类、整理、立卷、归档。

（2）合同签订后，应当将签约各方签字、盖章齐全的合同原件副本一份及合同审查表、合同登记表原件，以及其他相关附件、资料整理提交合同综合管理部门备案。

（3）合同中约定了抵押、担保、公证或见证等事项的，应当同时将抵押、担保、公证或见证等法律文书提交合同综合管理部门备案。

（4）对于已经履行完毕的合同，每年 1 月 10 日前，合同执行部门应将合同以及一切往来文书、变更记录等所有资料交合同综合管理部门审查后，装订成册，送交档案管理部门存档。

（5）合同资料包括但不限于：合同对方的资信资料、法定代表人身份证明书、法定代表人授权委托书、企业法人营业执照、从业资格要求的相关证书、来往函件、数据电文、招标投标文件、合同、补充合同、会议纪要、来往函件的签收单据、合同评审表（记录）、合同登记表、合同交底纪要、合同履行信息表、财务结算凭证、起诉状、答辩状等，以及各类合同中相关的文件、资料等。

（6）合同资料中除技术性资料原件和财务凭证原件按照有关规定保管归档外，各有关部门应当做好其他资料的保管和移交工作。

（7）档案管理《对外合同（协议）审签单》为合同签订的前置性要件，需作为合同附件由承办部门妥善保管。

（8）合同资料是涉及商业秘密的重要文件，原件必须归档保存，日常工作中应当使用复印件。严禁涂改、毁损合同资料。如确需使用合同资料原件的，应建立严格的审批、催还、归档制度。严禁个人私自保管合同资料，严禁随意出借合同资料，严禁泄露合同资料中的内容。

（9）合同档案的保存期限：按合同分类规定期限保存，原则上按合同终止后不得低于 15 年。

（10）合同档案保管期满后，由档案管理部门编制拟销毁合同档案目录并做出书面鉴定报告，经单位负责人批准后方可销毁。鉴定报告由承办部门存查。

9. 责任追究

（1）各部门在对外签订合同中，应当遵守本办法，认真履行职责，维护单位的利益。因渎职、失职给单位造成损失的，单位将依照有关规定追究责任。

（2）有下列行为之一的，单位将视情节轻重，依法追究当事人责任；给单位造成损失的，依法追究其经济责任；构成犯罪的，移交司法机关处理：

①违反国家法律、法规、规章签订合同的。

②应当签订书面合同而没有签订的。

③超越代理权限或滥用代理权签订合同的。

④将合同印章提供给其他单位或个人使用的。

⑤未按本办法规定履行合同审批、登记或备案手续的。

⑥在合同签订和履行中未尽义务，或者未按照本办法规定处理，致使单位利益受到损害的。

⑦因在签订合同时，未对对方提供的相关证照、资质、履约能力和委托代理权限进行核实，造成损失的。

⑧未妥善保管合同，导致合同内容泄露或丢失后造成损失的。

⑨利用合同牟取私利或从事其他违法行为的。

⑩擅自销毁、涂改、篡改合同的。

（3）凡在合同的签订、履行、管理中违反本办法规定，对主要负责人视情节轻重分别给予批评教育、警告、记过、记大过、责令赔偿、撤职、降级、解除聘用合同、开除的处罚。

（4）对在合同的签订、履行和管理工作中，尽职尽则，工作成绩显著，为避免、挽回经济损失或获得经济利益的，给予表扬、发给奖金、晋级等奖励。

附件 1：对外合同（协议）审签单

附件 2：对外合同（协议）承办部门会商纪要

附件 3：某省级中医医院合同管理台账

附件1

对外合同（协议）审签单

合同（协议）或项目名称				乙方	
报审部门		相关部门或科室			
承办部门意见（附该合同专项会商纪要，承办部门及涉及部门或科室修改意见） 　　经办人签字　　　　　　　负责人签字　　　　年　月　日					
相关部门及科室意见 					
单位法律顾问 		法务干事签字 院办负责人签字			
纪委办公室、审计部门意见 		分管领导意见			
（除"三重一大"合同外，无需院长、书记审签）					
院长意见 		党委书记意见			

备注：

1. 凡是签订合同一律由承办部门填写本合同审签单。

2. 一般事项合同（经"院长办公会"决议通过），会议纪要已明确授权及指定需办的，承办部门按以上程序报至分管领导审签协议即可。

3. 经院党委会通过的"三重一大"的事项，合同（协议）的审签，报分管领导签字后，交院长或党委书记审签。

4. 提交的合同及本表为不可分割的整体，缺项即为不合规合同。

5. 签订合同双方盖章后，承办部门5个工作日内将合同交至院办存档。

6. 院长办公会、党委会纪要及会商意见附后。

附件 2

对外合同（协议）承办部门会商纪要

合同（协议）名称	
承办部门	
涉及相关部门或科室	

会商要点

承办人签字

年　　月　　日

附件 3

某省级中医医院合同管理台账

序号	签订日期	承办科室	签订合同对方单位名称	合同（协议）或项目名称	存档日期	存档人	接收人	存入档案	合同编号

第六节 建设项目管理

一、项目前期工作

1. 项目预案阶段

医院新建项目在医院提出项目需求后由后勤保障部负责推进。每个新建项目由后勤保障部首先开展前期准备工作，包括调研考察同类项目，开展院内调研，根据调研结果得出初步方案计划。

初步方案完成后，后勤保障部按医院审批流程将初步方案依次提交至院办公会、党委会、职代会审议，审议通过后正式开展项目推进工作；若被驳回则组织经办人、负责人协商方案不足、缺陷之处，弥补修改漏洞，完善方案后再次提交审议直至通过为止。

2. 项目前期工作

后勤保障部确定专门人员负责推进项目工作。后保部到相关规划部门开展项目用地预审、选址意见书核发及其他相应土地划拨前期工作。

3. 编制可行性研究报告配套设计方案

新建项目都需医院编制可行性研究报告（代项目建议书），医院一般将该工作委托给有资质的专业编制单位完成。为配合可行性研究报告编制，医院需先采购一家设计公司配合编制单位进行可研报告配套设计。

4. 可行性研究报告编制

可研配套设计公司采购完成后，即可采购一家专业可行性研究报告编制单位。可行性研究报告主要包括是否分期建设、项目规模、建设内容、项目投资、节能工作、风险评估六项核心内容。

5. 审核设计编制成果

可研配套设计和可研报告完成后，两家公司将设计成果先提交给医院后勤保障部审核，后勤保障部审核修改完成后提交至医院党委会审议，若通过则继续推进项目；若不通过则继续修改后再次提交直至通过院党委审核为准。

6. 立项申请

可行性研究报告通过院党委会审议后，按发改委办事指南办理项目立项申请。按发改委批复意见，若通过批复则推进项目进入建设阶段，若不通过则按发改委意见修改后再次提交直至取得立项批复。

二、建设期阶段工作

1. 项目招标

（1）在项目招标阶段，首先根据项目需求，采购合适的招标代理公司，签订书面委托合同。

（2）在《房屋建筑和市政基础设施项目工程总承包管理办法的通知》以及《关于推进全过程工程咨询服务发展的指导意见》的政策文件和相关指导意见下，确定项目采用 EPC 模式。

（3）医院通过招标代理公司公开招标，确定项目总承包单位、监理单位。

承包公司按照合同约定对工程建设项目的设计、采购、施工、试运行等实行全过程或若干阶段的承包，并按照合同约定，对其所承包工程的质量、安全、费用和进度等负责。

监理单位负责在工程建设过程中监督施工工作，对施工方案、工程质量、安全、造价、进度等进行管理，并履行建设工程安全生产管理法定职责。

（4）医院通过招标确定一家项目预算编制单位，主要负责施工图完成后编制项目清单和预算。预算编制单位须按照施工图、预算编制规范和定额据实编制。

（5）医院通过招标确定一家项目管理公司，负责协助医院完成全过程项目管理、清单、预算的对比、全过程造价控制、项目审计。因医院在项目管理方面常存在人员不足、专业性不够等原因，医院须委托专业项目管理公司代表医院进行项目管理，推进项目建设工作，弥补医院在建设管理中的不足。

2. 项目开工

医院对各参建公司下达项目任务书。

医院完成上述项目参建公司供应商采购后，即可前往相关部门按流程办理环评、消防、人防、三通一平、卫生防疫、文物勘察、土壤勘察等开工审批手续。

3. 勘察设计阶段

（1）在完成项目总承包单位采购后，中标供应商即可开始项目勘察、设计工作。

勘察工作：勘察单位应严格按照国家现行规范及地方相关现行规定完成工程地质勘察服务，包括岩土工程、水文地质勘察、相关试验检测、材料收集整理、场地地形地貌测量等，具体为本工程的岩土工程勘察设计、钻探施工，承担深基坑工程支护和降水设计工作，出具经审查合格的《岩土工程勘察报告书》（包括初勘、详勘、补勘）；提供基础处理方案、降水护壁方案、水文地质勘察等本项目所需全部勘察工作及后期服务。

（2）规划方案设计：①设计开始。设计单位开展医疗工艺一级流程设计，编制完成设计任务书，开始规划方案设计。首先设计人员到医院进行实地调研，了解项目情况及医院需求，尽快编制设计初稿。②医院初审。设计初稿完成后，后勤保障部将方案提交至医院党委会审核，然后按照审核意见继续修改，直至设计方案通过医院审核。③方案报审。设计成果完成后立即送相关规划部门审核并按评审意见进行修改，方案通过则进入下一阶段工作。

（3）施工图设计：报规报建通过后即开始方案深化设计（含方案报规）、初步设计（含编制设计概算及配合评审）、施工图全过程设计。总承包公司完成医疗工艺二、三级流程设计；建筑、结构、给排水、暖通、强电（包含高、低压配电设计）、弱电（消防火警）、弱电深化（含建筑智能系统）、能源设计、总图景观等以及与本项目相关的全部专项深化设计，并通过管理部门的专项审查。

（4）概算编制：总承包单位在设计工作完成后即可根据施工图纸编制施工概算。同时，预算编制单位立即开始施工预算编制。待双方分别编制完成后，由项管公司负责审核承包公司与预算编制单位双方编制成果，若双方控制价差距≤3%，则通过施工预算编制，项目可进入实施阶段；若双方控制价差距＞3%，则项管公司将审核结果返回承包公司及预算编制公司，双方重新审核后编制预算直至调整通过为止。

（5）项目开工手续办理完毕及设计方案送审通过后，医院即可在规划部门办理施工许可证，项目正式进入施工阶段。

（6）控制要点：①材料控制。施工材料检测、认质认价。②全过程管理，严格按照施工图纸、预算、施工方案施工。③全过程造价控制。严格按照施工图、核对完成的预算控制价、现场收方计量、材料价格等进行管理。④设计变更。A. 5万元以下变更事项由工程项目会议讨论决议。B. 5万～30万元变更事项提交院长办公会讨论决议。C. 30万元以上变更事项提交医院党委会决议。D. 验收。经过院方、设计、施工、监理等参建单位的验收，确认工程与设计一致，质量合格。

4. 资金拨付

医院与施工单位签订施工合同时，需明确项目资金专款专用，双方共同确定项目执行进度重要节点与工程款支付节点，项目施工时严格按照合同支付节点拨付工程款。

5. 建设后期

在项目建设后期，医院与参建各单位要做好项目工程结算工作，主要为项目建设中各种建设资料保存。医院建设项目资金多含有财政资金，因此项目竣工验收后多须经历财评，一般为政府财政部门评审或医院自己委托专业评审单位完成。因此医院与工程项目部在建设后期须检查建设资料保存情况，查漏补缺，做好财评准备工作。

竟工验收后另一重要工作为各项图纸测绘。医院通过公开招标的方式采购专业测绘公司进行医院各种类图纸测绘工作，测绘图纸确认后建立纸质、电子档图纸，做好长期保存工作，以备日后评审及维护需要。

6. 产权办理

项目完成投入使用后，医院即可在不动产登记中心按不动产登记流程办理房产证明等产权文件。

操作流程图（见图5-5）。

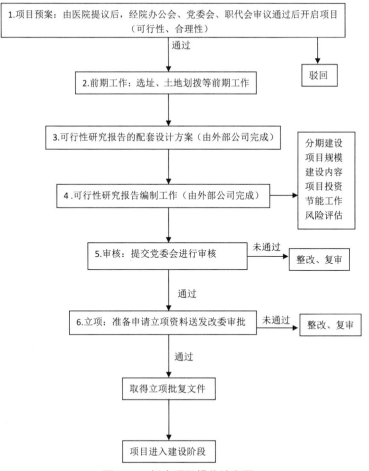

图5-5　新建项目操作流程图

第七节 药品管理

一、定义

本节所指药品主要是指医院的一般药品、麻醉药品及第一类精神药品。药品管理则指对药品的采购、使用、报损、处置等环节进行监督和管控，旨在保证药品管理的合理性、合法性与合规性。

二、业务范围

药品管理分为药品采购、药品使用、药品盘点、药品处置四个环节，其中药品采购分为药品采购计划提出和编制、药品采购执行和药品验收三个环节。药品使用和处置按一般药品、麻醉药品及第一类精神药品来分类管理。而在药品使用环节中，麻醉药品及第一类精神药品的使用分为处方管理、基数管理及领用管理。在药品处置环节中，分为药品销毁、空安瓿销毁。

三、涉及的部门（单位）及职责

医院药事管理与药物治疗学委员会负责对本院药品管理政策、重大事项进行决策和审定。

药剂科的主要职责是：

（1）在院长和分管院长领导下，按照《中华人民共和国药品管理法》及相关法律、法规和医院管理的规章制度，具体负责医院的药事管理工作，负责组织管理临床用药和各项药学技术服务。

（2）要建立以病人为中心的药学管理工作模式，开展以合理用药为核心的临床药学工作，收集药物安全性和疗效等信息，建立药学信息系统，提供用药咨询服务。

（3）建立健全药事工作相关的各项工作制度和技术操作规程。各项工作记录和检验记录必须完整，书写清楚并经复核签字后存档。

（4）要掌握新药动态和市场信息，制订药品采购计划，加速周转，减少库存，保证药品供应。

（5）药品采购实行集中管理，参加集中招标采购。制定和规范药品采购工作程序，建立并执行药品进货验收制度，验收药品合格证明和其他标识，不符合规定要求的，不得购进和使用。

（6）制定和执行药品保管制度，定期对贮存药品质量进行维护。

（7）对麻醉药品、精神药品、医疗用毒性药品、放射性药品必须按国家有关规定进行管理，并监督使用。

纪委办公室、审计部负责对药品采购实施、药品使用保管等过程实行监督。

四、药品管理流程及说明

（一）流程目录

药品管理流程目录（见表5-9）。

表5-9　药品管理流程目录

流程编号	流程类别	流程名称
YPGL06	药品管理	
YPGL06.01		药品采购管理
YPGL06.01.01		新药遴选流程
YPGL06.01.02		药品采购计划编制与备案流程
YPGL06.01.03		药品采购执行流程
YPGL06.01.03.01		药品一般采购流程
YPGL06.01.03.02		麻醉药品、精神药品采购流程
YPGL06.01.03.03		临时购药流程
YPGL06.01.04		药品验收流程
YPGL06.02		药品使用管理
YPGL06.02.01		一般药品领用流程
YPGL06.02.02		麻醉药品、第一类精神药品使用流程
YPGL06.02.02.01		麻醉药品、第一类精神药品处方管理流程
YPGL06.02.02.02		麻醉药品、第一类精神药品基数管理流程
YPGL06.02.02.03		麻醉药品、第一类精神药品领用流程
YPGL06.03		药品盘点管理流程
YPGL06.04		药品处置管理
YPGL06.04.01		一般药品报损流程
YPGL06.04.02		麻醉药品、第一类精神药品报损流程
YPGL06.04.03		麻醉药品、第一类精神药品销毁流程
YPGL06.04.04		麻醉药品、精神药品注射剂空安瓿销毁流程

（二）具体流程及说明

以新药遴选为例

（1）流程图（见图5-6）。

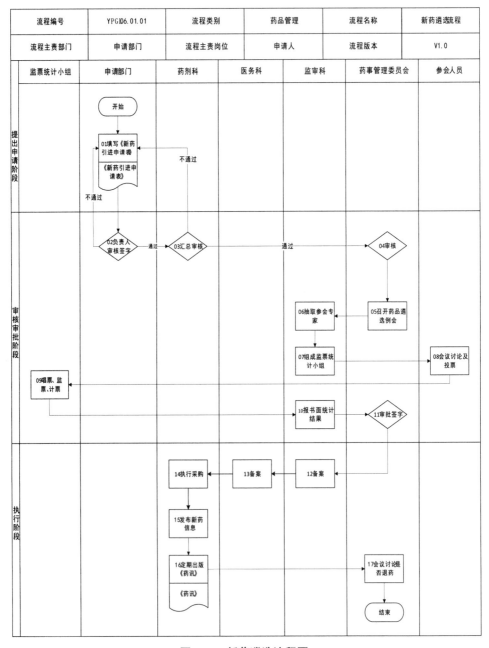

流程编号	YPGI06.01.01	流程类别	药品管理	流程名称	新药遴选流程
流程主责部门	申请部门	流程主责岗位	申请人	流程版本	V1.0

图5-6 新药遴选流程图

（2）流程说明（见表5-10）。

表5-10 新药遴选流程说明

编号	流程步骤	责任部门	责任岗位	流程步骤描述	输出文档	是否关键控制点	控制要素
01	填写"新药引进申请表"	申请部门	申请人	申请人填写"新药引进申请表"，并逐项填写完整	"新药引进申请表"	否	申请者必须填写完整，有缺项者或填写不真实者，视为不合格申请，不予提交药事管理委员会讨论
02	审核签字	申请部门	部门负责人	申请部门负责人对申请医师的"新药引进申请表"进行审核；申请部门负责人组织全科医生进行讨论（讨论资料存档备查），讨论结果应由除主任以外3名以上本科室最高职称人员签名（特殊情况除外）		是	申请表填制完整，申请者具有相应的资质资格，所申请新药符合医院实际、合理
03	汇总审核	药剂科	科室负责人	药剂科将申请表汇总，并存档保存		是	申请表填制完整，申请者具有相应的资质资格，所申请新药符合医院实际、合理

续表

编号	流程步骤	责任部门	责任岗位	流程步骤描述	输出文档	是否关键控制点	控制要素
04	审核	药事管理委员会	主任	药事管理委员会主任对药剂科的汇总结果进行审核		是	所申请药品需具备以下条件： 1. 已获"国药准字"号批文或进口药品注册证 2. 增加、改换现有规格、剂型 3. 该药品在 GMP 认证范围内 4. 本院虽已有类似品种，但在安全性、适宜性、经济性等方面有显著优点 如有以下情况，原则上不予接受新药申请： 1. 已有一品两规，不再考虑增加 2. 已有处方相同或类似品种，新申请品种无显著特色者原则上不予申请审批 3. 药事管理与药物治疗学委员会表决通过停止使用后一般不得再次申请 4. 与本院已有院内制剂功效主治或药理作用相同、相似者，不予申请审批
05	召开药品遴选例会	药事管理委员会	N	由药事管理委员会召开药品遴选例会，参会成员由药事管理委员会新药引进与药品质量管理小组、本院专家库成员组成		否	根据时间安排和新药申请情况及时召开，确定时间、地点、议题等事项，及时通知参会人员

续表

编号	流程步骤	责任部门	责任岗位	流程步骤描述	输出文档	是否关键控制点	控制要素
06	抽取参会专家	纪委办公室、审计部	纪检监察人员	每次由纪检监察人员在医院专家库成员里随机抽取7人为参会专家，抽取人员应避免出现较多同一科室人员		否	参会专家应是全院副高级及以上职称的医技人员和临床资历较深的中级职称人员组成
07	组成监票统计小组	纪委办公室、审计部	纪检监察人员	由纪检监察人员、药事管理委员会秘书、药剂科人员组成监票统计小组，负责唱票、监票、计票。纪检监察人员全程参与监督，不参与投票		否	监票统计小组构成比例合理
08	会议讨论及投票	N	参会人员	会议讨论由申请科室阐述药品信息及同类药品本院药品现有情况，参会人员自由讨论，阐述观点，经过充分讨论与信息交流，参加代表以记名投票表决方式，进行投票表决	投票统计结果	否	申请的新药是否符合医院新药申请条件和原则。符合下列条件者可作为优先选择对象：1.国家基本药物目录中品种 2.药事委员会会议通过药品种（仅通过通用名，不含生产厂家和商品名）3.国际和国内医权威机构肯定和推荐的新药，尤其是能提高医院治疗水平的新药 4.专科用药，医院科研项目、临床新技术开展、临床急救或特殊情况下需药品

续表

编号	流程步骤	责任部门	责任岗位	流程步骤描述	输出文档	是否关键控制点	控制要素
09	唱票、监票、计票	监票统计小组	N	监票统计小组对参会人员的投票进行唱票、监票、计票。并出具统计结果		否	按照参会人员投票结果进行唱票、计票、监票，纪检监察人员进行监督
10	报书面统计结果	纪委办公室、审计部	纪检监察人员	统计结果由纪检监察人员以书面形式报告药事管理委员会主任		否	整理统计结果，及时上报
11	审批签字	药事管理委员会	主任	药事管理委员会主任对投票统计结果进行审批。如投票结果在2/3以上，则审批同意并签字决定是否引进新药。经药事管理委员会主任签字的审批结果一式叁份，两份分别由医务科和纪检部门备案，另一份由中药剂科执行采购，并将新药信息及时通知临床科室		是	投票结果公正客观，投票的新药符合申请条件和原则，并按优先和引进原则进行投票
12	备案	医务部	经办岗	医务科将审批结果进行备案		否	按医院管理规定进行备案，并做好登记
13	备案	纪委办公室、审计部	纪检监察人员	纪委办公室、审计部将审批结果进行备案		否	按医院管理规定进行备案，并做好登记
14	执行采购	药剂科	药品采购人员	由药剂科按药品采购程序，进行新药的采购		否	按规定程序采购，药品价格按卫计委药采中心要求执行，厂家和配送公司按以下原则确定生产厂家（通过四川生产多厂家生产）时，首选四川生产厂家，其次是国内生产厂家，同等条件下选挂网价最低的厂家

续表

编号	流程步骤	责任部门	责任岗位	流程步骤描述	输出文档	是否关键控制点	控制要素
15	发布新药信息	药剂科	药品采购人员	采购执行完成后，在医院信息系统发布新药信息，注明药品所在的药房		否	及时发布信息，内容应包括药品名称、数量、购进时间、药品所在的药房等内容
16	定期出版《药讯》	药剂科	经办岗	新药引进后，药剂科定期出版《药讯》。在《药讯》中对引进新药的商品名、通用名、规格、药理作用、适应症、用法用量、不良反应、注意事项、禁忌、价格等内容进行详细介绍，为临床医生使用新药提供全面的信息资料，也为临床合理用药打下良好基础	药讯	否	《药讯》应具有本院新药遴选制度规定的内容，并具有一定的参考性
17	会议讨论是否退药	药事管理委员会	N	新药引进 6 个月在院内未使用、药事管理委员会讨论是否退药		否	需对药品进行综合评价和分析

依据：医院《新药遴选制度》 备注：表中 N 指"没有"或者"不适应"的意思。

135

五、相关要求

（一）新药遴选与药品采购

（1）新药遴选申请需申请部门负责人组织全科医生进行讨论（讨论结果存档备查），讨论结果应有除主任以外 3 名以上本科室最高职称人员签名（特殊情况除外）。

（2）临床科室只申请药品通用名称和规格，不得指定生产厂家和商品名。

（3）药事会讨论通过的新药根据医院的新药厂家遴选原则确定厂家，即多厂家品种首选川产厂家，再国产厂家，最后才是进口厂家，相同情况下首选价格最低的厂家。

（4）新药引进 6 个月在医院内未使用，则在下一次药事管理委员会中讨论是否退药，效期短者，按效期管理办法执行。

（5）医院药剂科是唯一负责医院药品采购业务的部门，其他任何科室和个人不得从事药品采购业务。

（6）药品采购必须在四川省药品集中采购交易平台执行挂网采购，不得进行网下采购。

（7）急抢救药品必须进行网下采购的需按照省卫生健康委的要求和医院的规定进行审批和备案后方可进行。

（8）医院在采购麻醉药品、第一类精神药品之前，需经辖区卫生计生委批准取得《麻醉药品、第一类精神药品购用印鉴卡》。在取得电子印鉴卡后，药品库房根据医院麻醉药品、第一类精神药品的实际使用情况制定麻醉药品、第一类精神药品采购计划，填写"麻醉药品、第一类精神药品采购计划明细表"，报药剂科主任审核，经医院法人签字同意后，医院指定的麻·精药品采购人员按《麻醉药品、第一类精神药品管理办法》的有关规定，凭"麻醉药品、第一类精神药品购用印鉴卡"向定点批发企业购买麻醉药品、第一类精神药品。

（二）药品验收储存与保管

（1）药品库房分验收区、合格区、退货区和不合格区。

（2）按照口服制剂、外用药、注射剂等进行分区摆放储存。

（3）药房应设置独立的中成药摆放和调配区域。

（4）采购药品必须与经审批的药品采购计划相符，发票和检验合格证书等需与药品一同到达；进口药品还需《检验报告书》。

（5）冷藏药品需提供冷链记录。

（6）药品入库验收需双人确认，入库药品应做到票、账、货相符，药品购进资料应保存至超过药品有效期1年，且不得少于3年，以备查。

（7）药品出库由领用科室提出药品请领计划，经药品负责人审核同意后，药品库房管理人员和药品领用人员认真审核药品领用单，并按领用单上所列药品品名、规格、厂牌、批号、数量进行发货。发货完毕后，填写药品出库单，并认真复核品名、剂型、规格、数量、生产企业、批号、有效期等。

（8）药品定期进行养护，每天对药品储存条件进行温湿度记录，如不符合条件应及时采取措施，确保符合药品储存条件，防止储存变质失效。

（9）定期进行有效期检查，有效期6个月的药品实行损前预警机制，近效期药品（提前3月）向临床科室进行通知，以便临床医生积极合理地使用近效期药品或联系配送公司进行更换。

（10）在医院财务部门的监督下定期进行药品盘点。

（三）报损与销毁

（1）药品报损的范围是指在医院临床正常使用中超过有效期的药品和破损、变质的药品。药剂科各部门工作人员应加强药品管理，严格按药品储存条件存储药品，严防药品破损、霉变、失效，达到药品报损率小于3‰的目标。

（2）经过与经销商或生产厂家联系、协商后，无法退货、换货并超过有效期的药品，正常情况下的破损、变质药品，均认定为药品报损。药品的报损是由药房及库房提出药品报损清单，并写明报损原因，药品采购员确认退货、换货工作后，药品会计核算报损金额，并进行账务记账。

（3）经审批同意报损、销毁的药品，应严格管理，采用合适的方式有计划地进行销毁，防止流出科室。进行药品销毁时，必须至少有两人在场，在医务部、后勤保障部人员的监督下，由药剂科负责定期销毁后记录备查。待批报损、销毁药品，应单独存放于不合格药品区，并有明确标识。

（4）将过期、损坏及由门诊患者退回的麻醉药品、第一类精神药品进行销毁时，经医院法人签字同意后，向所在地卫生行政部门提出申请，在卫生行政部门监督下进行销毁，并对销毁情况进行登记。

第八节　科研管理

一、科研项目管理的概念

科研项目管理是对医院科研项目申请立项、组织实施、验收鉴定、结题结算、成果申报、科技奖励等环节的全面管控。其目的是对科研项目实行制度化和科学化的管理，保证科研计划圆满完成，出成果、出人才、出效益，提高竞争力。

二、科研项目的分类

科研项目主要包括纵向项目与横向项目。

1. 纵向项目

纵向项目是指列入国家、省、市等各级政府科技主管部门计划管理的科技项目。主要包括国家级项目、部省级项目及省级科技计划项目等。

2. 横向项目

横向项目指来源于国内各企业、事业单位或社会团体，并纳入医院科研部管理的技术开发、技术转让、技术咨询、技术服务、技术委托等技术合同（协议）项目。

三、管理机构

科研管理组织体系包括科研管理决策机构、科研日常管理机构、执行机构、监督机构和其他辅助机构。

1. 科研管理决策机构

科研管理决策机构主要是医院院长行政办公会，负责审定本院科研管理政策，研究科研管理制度和固化科研管理程序，负责对重大科研事项进行决策和审定。

2. 科研日常管理机构

科研日常管理机构主要是科研部，负责科研管理过程中的联系协调及科研项目日常性工作的开展。

3. 科研管理执行机构

科研管理执行机构主要是科研课题组，负责督促该课题下各项目组严格按任务书（合同书）要求完成科研项目。

4. 监督机构

监督机构主要有纪委办公室与审计部，行使监督检查职权，其主要职责是监督科研项目法律、立项执行情况及对研究结果、成果的合理、合规性进行监督。

5. 其他辅助机构

（1）医院学术委员会负责科研项目意见的提出、知识产权的咨询、标书内容的审核及帮助科技人员成长。

（2）规划财务部负责指导和审核项目（课题）的经费预算编制和调整，负责项目（课题）经费的合理使用。

四、科研项目管理的基本流程

科研项目管理的基本流程主要包括项目立项、项目实施管理及项目验收管理等。

1. 项目立项

项目立项一般包括申请、审批、签约三个基本程序。纵向项目的申报需根据有关指南和通知要求由医院科研部统一受理；限项项目视情况将根据科研部组织的项目评审专家委员会的评审意见进行择优推荐；横向项目具体要求参照各省及单位的相关科技开发与协作项目管理办法执行。

2. 项目实施管理

（1）项目负责人对项目经费使用、进度控制、成果登记、知识产权保护以及项目研究资料的真实性和完整性负责；项目负责人有权对项目成员进行调整；有权在规定的范围内合理、合法支配经费；有权依据贡献大小决定研究成果的署名及排序；有权依据贡献大小决定所获奖金的分配。

（2）项目实行年度计划管理制。项目组必须按年度科研计划执行项目研究、实施项目管理，接受上级有关部门和医院主管部门的督促检查，按要求填报年度进度表。发表的论文、论著及获得的科研成果应标注资助单位及项目名称和编号。

（3）实行项目重要事项申报制度。凡涉及研究目标、研究内容、研究期限、经费预算、人员调整等重要变动时，项目负责人应按相关要求提出书面报告，经科研部同意，上报项目主管部门批准后方可调整。

（4）项目负责人或成员因故中断研究工作，应在离开项目组前办好研究工作、研究经费、仪器设备等移交工作，并经科研部及相关管理部门签字同意，否则人事部门不予办理调动手续。

（5）科学研究应按研究计划进行，如因客观原因不能在规定期限内完成研究计划的项目，应按项目主管部门要求，在规定期限内提前提出延期申请，经批准同意后方可延期。

（6）项目负责人一般不得代理或更换。遇有特殊情况（如出国、病休等）不能主持项目研究一年以内的，项目负责人须向科研管理职能部门和分管院领导提出申请后，安排合适人选代理。擅自离岗及离岗超过一年的，须更换合适的项目负责人，如无合适人选更换，办理项目终止手续，同时上报相关部门批准。

（7）对研究计划执行不力，无充分理由未开展工作等违反科研项目管理有关规定，或因其他情况导致研究计划难以完成的项目，应予中止、撤销，追回研究经费，更换项目负责人，经分管领导审批后办理有关手续，同时上报相关部门同意。

3. 项目验收管理

（1）科研项目完成后，项目负责人应根据项目相关主管部门的验收通知和要求，准备申请材料，并提出验收申请。经科研管理部门批准后，才可参加由医院或其他项目主管部门组织的验收会。

（2）医院科研项目验收工作由科研管理部门组织实施。并对验收结束后的资料进行整理归档保存。

（3）组织科研项目验收时，可根据需要成立科研项目验收专家组。专家组成员应由熟悉了解专业技术、经济和管理等方面的专家组成，专家人数一般为3～5人（其中至少1名财务专家）。专家组的成员应认真阅读项目验收全部资料，必要时，应进行现场实地考察，收集听取相关方面的意见，核实或复测相关数据，独立、负责地提出验收意见和验收结论。

（4）项目验收方式和验收活动安排，应在验收工作开始前15日由组织验收的部门通知被验收者。被验收者应对验收报告、资料、数据及结论的真实性、可靠性负责。专家组应对验收结论或评价的准确性负责，应维护验收项目的知识产权和保守其技术秘密。

（5）项目负责人在验收结束后应根据专家组出具的验收意见补齐相关资料。

五、科研项目管理目标

医院科研项目管理的目标是对科研项目实行制度化和科学化的管理，保证科研计划圆满完成，出成果、出人才、出效益，提高竞争力。

（一）提高项目申报立项成功率

科研项目立项已经成为医院核心竞争力的指标之一，是医院软实力的重要组成部分，故目前公立医院越来越重视科研项目的立项。科研项目具有竞争性，且程序复杂，稍有不慎，则前功尽弃。通过科研项目申报管理，可以提高医院立项成功率。

（二）降低实施管理的风险

项目立项后，项目实施管理可以降低项目经费不足风险，保证项目进程按既定计划进行及项目研究资料的真实性与完整性。

（三）提高项目验收质量

科研项目成果质量不仅关系医院声誉，更是关乎个人信誉及学术生涯。通过项目验收管理可以提高科研项目报告、资料、数据及结论的真实性、可靠性。

六、科研项目管理流程与关键环节

根据国家科研项目的流程，公立医院科研项目管理流程包括科研项目申报阶段管理、实施阶段管理及项目验收阶段管理等。

（一）项目申报阶段

1.项目申报阶段

项目申报阶段主要包括项目申请、审批及签约三个程序，以纵向项目申报流程为例。

（1）流程图（见图5-7）。

流程编号	KYGl08.01.01	流程类别	科研管理	流程名称	纵向项目申报流程
流程主责部门	N	流程主责岗位	项目负责人	流程版本	V1.0

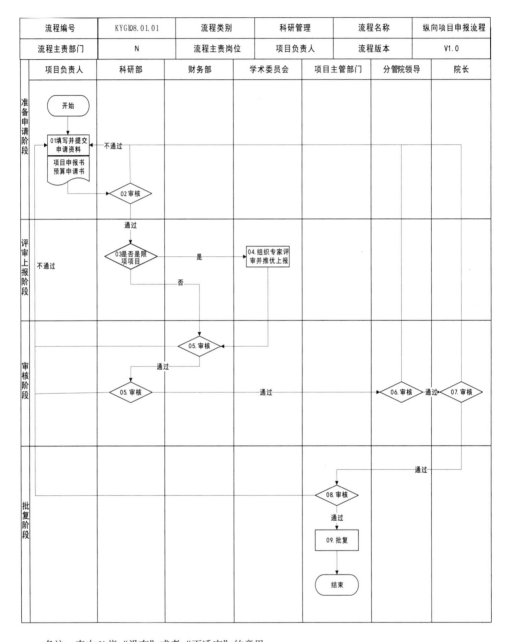

备注：表中 N 指"没有"或者"不适应"的意思。

图 5-7　纵向项目申报流程图

（2）流程说明（见表5-11）。

表 5-11　纵向项目申报流程说明

关键节点	流程步骤描述
01	项目负责人接收上级项目申报批复通知
02	项目负责人根据批准意见认真填写项目任务书、经费预算书（经费预算明细），附其他申请材料报相关科室进行审核
03	财务部对经费预算书进行审核
04	财务部对经费预算书存档备案
05	科研部负责人对项目任务书、经费预算书等相关材料进行审核，同时项目负责人提交任务书一份到科研部存档
06	分管院领导对项目任务书、经费预算书等相关材料进行审批
07	审核通过后，由科研部按规定期限报送有关部门

（二）项目实施阶段

1. 项目实施阶段

项目实施阶段的管理主要涉及科研项目经费开题（入款）流程、纵向项目对外协作合同办理审批流程、纵向项目外拨经费办理审批流程、纵向项目重要事项调整审批流程、横向项目重要事项调整审批流程及科研项目材料购买申请审批流程等。各个大医院针对上述事项有各自的流程管理，现以某省级中医院的纵向项目重要事项调整审批流程为例说明。

（1）流程图（见图5-8）。

流程编号	KYGL08.02.04	流程类别	科研管理	流程名称	纵向项目重要事项调整审批流程
流程主责部门	N	流程主责岗位	项目负责人	流程版本	V1.0

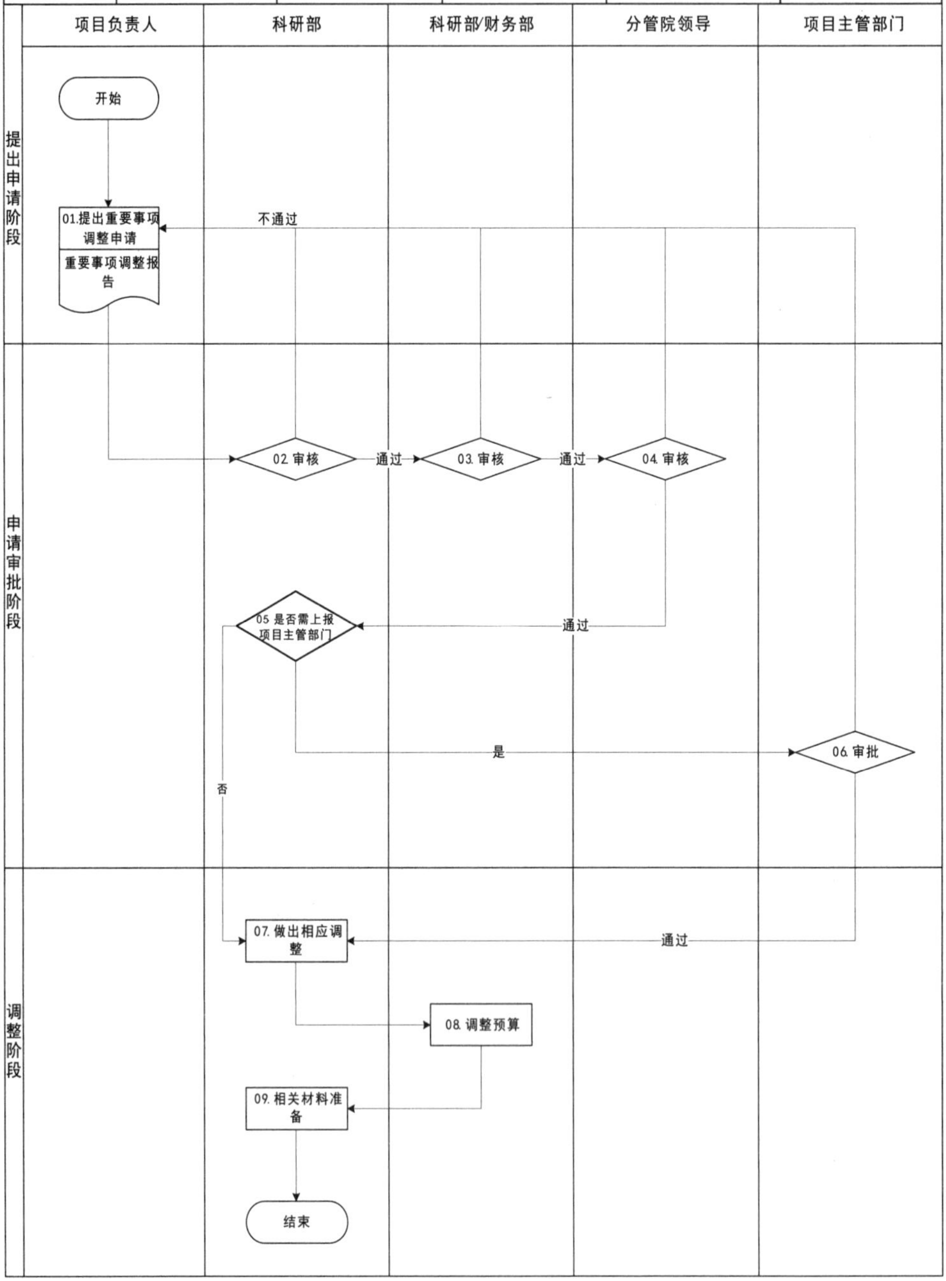

备注：表中N指“没有”或者“不适应”的意思。

图5-8 纵向项目重要事项调整审批流程图

（2）流程说明（见表 5-12）。

表 5-12　纵向项目重要事项调整审批流程说明

关键节点	流程步骤描述
01	实行项目重要事项申报制度。凡涉及研究目标、研究内容、经费预算调整等重要变动时，项目负责人应按相关要求提出书面报告
02	科研部负责人对项目负责人提出的重要事项调整报告进行审核
03	规划财务部和科研部一起对科研项目经费预算调整报告进行审核
04	分管院领导对项目负责人提出的重要事项调整报告进行审核
05	如果是：下接第 06 步，如果否：下接第 07 步
06	对项目负责人提出的重要事项调整申请进行审批
07	根据批复意见，做出相应的调整

（三）项目验收阶段

1. 项目验收阶段

项目验收阶段主要是涉及项目成果质量的验收及评审。以纵向项目验收为例进行说明。

（1）流程图（见图 5-9）。

流程编号	KYGL08.03.01	流程类别	科研管理	流程名称	纵向项目验收评审流程
流程主责部门	N	流程主责岗位	项目负责人	流程版本	V1.0

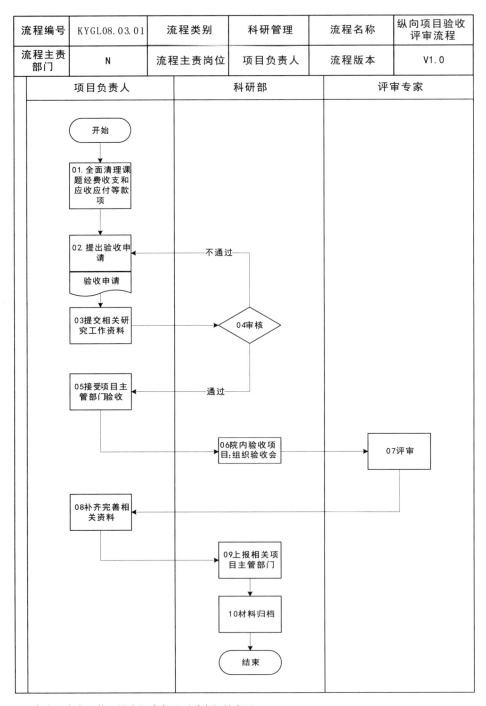

项目负责人	科研部	评审专家

开始

01.全面清理课题经费收支和应收应付等款项

02.提出验收申请

验收申请

不通过

03提交相关研究工作资料

04审核

05接受项目主管部门验收

通过

06院内验收项目:组织验收会

07评审

08补齐完善相关资料

09上报相关项目主管部门

10材料归档

结束

备注：表中 N 指"没有"或者"不适应"的意思。

图 5-9　纵向项目验收评审流程图

2. 流程说明（见表5-13）。

表5-13　纵向项目验收评审流程说明

关键节点	流程步骤描述
01	课题结束时，项目负责人根据规划财务部的通知，全面清理课题经费收支和应收应付等款项，有暂付款尚未结清的，应在财务结算之前全部报销或归还；有应付未付账款的，要全部处理完毕
02	项目负责人根据项目情况和验收通知提出项目验收申请
03	项目负责人根据相关验收通知和规定，提交相关研究工作资料
04	科研部根据申请资料进行审核，并向分管领导汇报
05	通过审核后，项目负责人根据项目验收通知，接受项目主管部门的验收
06	院内组织验收的项目，由科研部进行组织，并抽选专家进行评审
07	专家对科研项目进行评审，会议讨论是否通过验收
08	根据专家意见，补齐完善相关材料
09	将通过验收的科研项目加盖医院公章，并上报相关项目主管部门
10	项目验收资料由科研部进行整理并归档

七、科研管理的风险点

依据科研项目管理流程，科研项目管理的分险点主要在以下几方面：

1. 申报人动机风险

一些项目负责人申报科研项目的目的不是探索新知识，而是为了其他不良目的。常见的不良动机有：

（1）职称评定。申请人为达到职称评定要求而申请项目，其只是将科研项目作为评职称的工具，而非本着科研创造新价值的初衷。

（2）牟取经济效益。医院为探索新知识而制定科研奖励的规定，被相关申请人员投机，其申请项目的目的是获取经济利益。

2. 人力资源风险

主要是指预先计划的科研人员不能加入到实际科研工作中来。主要有以下几方面原因：

（1）"挂名"现象普遍。项目组的科研人员是为了课题申报临时组建，很多高级职称人员仅仅起到挂名作用。项目立项后，如何开展课题成了负责人的事情，导致项目的进展缓慢、资源浪费及创新性不足等问题。

（2）团队协作性差。每个科研项目应组建研究团队，但很多科研项目团队都是临床组建，且团队成员之间有各自项目需要完成，导致科研团队的协作性差。

（3）非人为原因。比如项目负责人生病、怀孕、退休、工作调动等原因导致项目进展受阻。

3. 项目经费风险

项目经费风险是指因经费不足影响项目进展。主要原因有：

（1）项目经费来源主要有国家各部门财政的纵向资金、社会企业的横向资金及自筹资金。其中自筹资金因经费难以保证，成本风险最高。

（2）因国内或国外物价上涨等因素的影响，导致实验设备、器材及试剂等价格上涨，导致成本支出加大，经费不足而影响项目进展。

（3）因项目负责人对市场行情不了解、不懂资源采购及财务管理等因素，也可以导致申报项目时经费预算不足，或者经费使用不合理等，导致项目资金不足。

4. 客观因素失败风险

客观因素失败风险指非人为的、不可抗拒因素导致实验失败，属于科研项目自然属性风险。主要有以下几方面原因：

（1）实验结果不以人的主观意愿为转移，最终结果偏离预期结果，甚至与预期结果相反。但此时科研经费已支出，重新实验的经费与时间已经不允许。

（2）同类研究项目成果提前发表，项目不得已被迫中止或者更改研究方向。

八、科研项目管理控制措施

针对以上科研项目常见的风险问题，从科研管理政策上、制度上、方法上、态度上提出以下几方面的应对措施。

1. 应对项目负责人不良申报动机措施

（1）规范在职称评审方面的应用。对不能按时结题或者无相关科研成果产出的立项项目，视为无效课题。

（2）规范申报负责人的准入要求。对于有未完成项目的课题负责人，不允许申报其他科研项目。若是主观原因导致项目被撤销的，限其 1～3 年内不得申报任何科研项目。

（3）改变项目拨款方式，如改为分期拨款，或根据项目设计的研究阶段分期拨款，拨款前增加中期检查环节，审查项目前一个研究阶段进展情况，是否有预期成果产出。如中期检查不合格，则暂停项目经费的拨款。立项部门如一次性拨付的，承担单位内部财务管理还可使用分期拨付方式进行，甚至可以冻结不良项目的经费。

2. 人力资源风险应对措施

（1）严格管控高职称、高学历人员的科研项目立项总数，比如省级课题必须副高及以上，或者博士学历，且参与其他省级课题的项目总数不超过 2 项。

（2）鼓励相对固定人员组成的项目团队申报。对有长期合作关系或者良好科研业绩的科研团队，科研项目在立项上予以倾斜，如此可以避免负责人因故不能主持研究时，其他骨干成员可以暂时代替。

（3）实行差异化的项目团队科研绩效发放。对于科研业绩好的团队，提高其绩效待遇，同时在经费上予以重点扶持。对于科研业绩差的团队，予以解散或者相应经济处罚。

3. 项目经费风险的应对措施

（1）科研单位可以每年预留专项资金以应对因物价上涨引起的科研成本不够等问题，同时对于一部分前期研究基础好、经费不足的自筹项目予以支持。

（2）加强财务审查。在立项前让专业财务人员审查其经费预算合理性，发现问题及时修改完善；在项目实施阶段，专业财务人员对科研团队成员进行财务培训，使科研经费使用更加合理。

（3）鼓励自筹经费项目申报其他有专项经费支持的科研项目，争取第二次立项。一方面拓宽研究思路，另一方面可以切实保障项目经费。

4. 项目客观风险的应对策略

（1）允许科研项目的结果为阴性。因为阴性的实验结果也有其科学意义，一方面虽然试验失败但证了伪，另一方面也为其他研究者提供了经验教训，避免重蹈覆辙。

（2）当同类研究成果被其他人提前公开发表后，应及时变更项目研究范围，避免被立项部分撤销。若项目被迫中止，负责人应及时将剩余经费退回，以避免更大的经济损失，项目承当单位及立项部门可酌情不撤销其项目资格，承认其职称评审的有效性。

第九节 人力资源管理

人力资源管理（Human Resource Management，简称 HRM），是指在经济学与人本思想指导下，通过招聘、甄选、培训、报酬等管理形式对组织内外相关人力资源进行有效运用，满足组织当前及未来发展的需要，保证组织目标实现与成员发展的最大化的一系列活动的总称。

医院人力资源管理（Hospital Human Resource Management），是指以医院的人力资源为主要对象，管理部门依据法律规定对其所属人员进行规划、管理、培训等管理活动和过程的总和。其具有人力资源管理的战略性、全面性等特点，在管理过程中，应当树立"以人为本"的管理理念，营造良好的人力资源开发环境；树立战略观念，确立与医院发展相适应的人才发展战略；遵守相关法律法规，保障医院和员工的合法权益；建立科学而有效的激励机制；培养高素质的人才管理队伍；注重医院文化建设。

医院人力资源管理主要分为人力资源规划、招聘与配置、培训与开发、薪酬福利管理和劳动关系管理五大模块。

一、人力资源规划

（一）人力资源规划的基本概念

人力资源规划（Human Resource Plan，简称 HRP），也叫人力资源计划，是指根据组织发展战略与目标的要求，科学地预测、分析组织在变化环境中人力资源供给和需求状况，制定必要的政策和措施，以确保组织在需要的时间和需要的岗位上获得各种需要的人力资源，并使组织和个人得到长期的利益。

医院人力资源规划是医院为了实现发展战略，完成经营管理任务，根据医疗政策、社会公众医疗服务需求、竞争对手情况和内部资源条件，运用有关人力资源管理的工具和方法，制定适宜的政策与制度，对医院人力资源的获取、保留、素质提升等进行规划，确保人力资源的有效配置和员工效能最大化。

（二）制订人力资源规划的原则和作用

按照医院发展战略目标和医院实际经营情况，坚持确保人力资源需求、与内外环境相适应、与战略目标相适应、医院和员工都得到长期利益、保持适度流动性五大原则制订人力资源规划，其作用在于满足组织总体战略发展的要求，确保组织生存发展过程中对人力资源的需求，促进人力资源管理活动的有序化，调动员工的积极性和创造性，控制人力资源成本。

（三）医院人力资源规划的步骤

（1）收集医院有关的床位规模、工作量、岗位空缺、学科建设等相关资料。

（2）人员需求预估。

（3）核查现有人员情况，人力资源供给预测。

（4）会同医务部、护理部等职能部门充分评估。

（5）编制人力资源规划，根据医院发展，及时动态调整。

（6）监控与评估。

二、招聘与配置

（一）招聘原则

坚持按需设岗、公开招聘、公平竞争、择优聘用的原则。

（二）招聘人员条件

（1）遵守国家法律，具有良好的思想品德、职业道德和敬业精神。

（2）身体健康，经三甲医院体检合格。

（3）临床医疗人员、医技人员、护理人员、行政职能科室工作人员、工勤人员的具体条件根据医院实际情况设立。

（三）招聘程序

根据医院发展需求，各科室提出年度人员需求计划，交组织人事部审核后上报院党委会审议通过。科室根据需求提交用人申请，组织人事部按照院党委会审核确定的用人需求计划进行招聘程序。

（四）招聘渠道

招聘渠道主要有以下几类：人事行政主管部门、医院官网、招聘网站、医院公告栏等，根据需求发布招聘信息，对于急需岗位可通过在职人员和兄弟单位推荐应聘人员。

（五）甄选方法

在医院的人才招聘工作中，采取科学、全面的甄选方法相当重要。具体有：资料分析、理论考试、面试。

人力资源管理部门收集整理应聘人员材料，对毕业证、学位证、职称证、身份证等证明原件材料进行审查并复印留存。对于计划性招聘，应聘人员资格审查合格后，人力资源管理部门组织召开招聘面试会，院领导及相关职能科室参加，按公开、公平、公正的原则进行面试考核工作，确定拟聘人员。对于临时性招聘，应聘人员资格审查合格，报院领导审议后，确定拟聘人员。人力资源管理部门将拟聘人员情况报院党委会审议通过后聘用。院党委会审议通过的拟聘人员到三甲医院体检中心体检，体检合格后签订聘用合同。

（六）配置的目的

为规范业务科室人员编制管理，保障医疗工作有序进行，优化人力资源配置，提高医疗工作效率和效益，充分考虑医院长远发展的需要，结合医院的实际情况，制订《医院业务科室定岗定员定责工作实施方案》。根据业务科室学科发展、岗位职责、工作内容、工作量、业务收入、床位数等，对岗位、编制、人员进行优化调整。其目的是通过定岗、定员、定责，合理配置人力资源，构建科学的岗位管理体系，提高业务科室人员的工作能力和工作主动性，建设一支技术过硬、高效务实的医疗科研队伍，提高医院整体的运行实力，以适应医院未来发展的需要。

为规范医院行政职能部门人员编制管理，优化人力资源配置，提高工作效率和效益，充分考虑医院长远发展的需要，结合医院的实际情况，制订《医院行政职能科室定岗定员定责工作实施方案》。根据职能部门岗位职责、工作内容、工作量，对岗位、编制、人员进行优化调整，通过定岗、定员、定责，合理配置人力资源，构建科学的岗位管理体系，提高行政后勤人员的工作能力和工作主动性，建设一支精干、高效、务实的行政后勤服务队伍，提高医院整体的运行效率，以适应医院未来发展的需要。

（七）配置的原则

1. 因事设岗原则

业务科室岗位根据科室学科发展、岗位职责、工作内容、工作量、业务收入、床位数进行岗位设定和人员配置，行政职能科室岗位根据部门的工作职能、业务范围进行设定，以工作内容、工作量配置人员，要达到因事设岗、人事相宜、事有人管、事能追责的目的，促进医院规范化管理。

2. 精简高效、满负荷原则

岗位人员的配备应坚持"精简高效、满负荷"的原则，裁减冗员，使岗位与人员编制在配备上达到优化。增强人力成本控制意识和效率意识，在保证医疗安全和医疗质量的前提下，用较少的人员完成较多的工作任务，从而提高工作效率，达到优质、高效、低耗的目的。

（八）定岗定员定责具体方法步骤

（1）各部门按照工作职能和业务范围，拟定岗位设置方案，制定岗位说明书，明确岗位名称、岗位人数、岗位条件和岗位职责等。在岗位分析过程中，应与人力资源管理部门进行沟通，并充分征求科室员工意见。

（2）岗位设置方案提交岗位评价小组审议，初步确定岗位名称、岗位人数和岗位职责等。

（3）岗位设置方案提交院党委会审议确定。

（4）岗位设置情况进行通报公示。

（5）医院下发文件。

（九）选岗定员

1. 竞争上岗、择优选用的原则

在符合医院工作实际的原则下，科室根据已核定编制和岗位任职要求，按"双向选择、竞聘上岗"和"公开、公平、公正"的原则，择优选用，选岗定员。

2. 分流富余人员

对岗位定员后的富余人员进行分流：个人能力不适合业务岗位要求的，实行待岗学习，待岗学习后仍不适应岗位要求的，解除劳动关系，按照国家有关规定给予经济补偿；富余人员可由本人提出辞职申请，经审核后，按照国家有关规定给予经济补偿。

三、员工培训

（一）培训方式

1. 员工岗前培训

员工岗前培训的主要目标是：培养主人翁意识，帮助新员工转变角色定位，使新员工自觉、主动、尽快地适应医院工作，让新员工明确医院对他们的要求和目标；了解和掌握角色行为规范，引导员工学习新的工作准则和有效的行为方式，满足员工需要的专门信息；了解医院相关规章制度，初步掌握医院人性化服务理论和方法，促使新员工在知识、技能、能力和工作态度等方面得到提升，以保证新员工能够按照预期的标准或水平完成工作任务；帮助新员工建立与同事和工作团队的关系；降低文化冲突的影响，让新员工了解认同医院的理念、价值观念，以形成符合实际的期望和积极的态度等。

2. 专业技能培训

派遣专业技术人员到大型综合医院进修学习，提高业务水平，引进新理念、新技术；组织人员参加各类国内外学术会议及理论、技能培训；开展对外交流与合作，始终让全院职工保持进取向上的良好心态，不断提高全院职工专业技术水平和综合能力。

3. 管理能力培训

在医院应与省内知名品牌医院同质化打造的大好时机下，医院应加大干部管理能力培训工作力度，推行干部管理能力的同质化打造，开展解决实际问题的专题培训，聘请熟悉党建工作、医院管理经验丰富的专家来院开展专题讲座。组织管理干部外出考察交流学习，让更多的干部走出去，学习先进的管理经验和专业知识，不断提高管理干部的综合能力，为医院发展奠定基础。

四、薪酬福利管理

（一）医院薪酬管理的地位与作用

薪酬管理是医院人力资源管理的核心内容，其本质上是一种激励管理，可以极大地开发员工的潜能和调动员工的积极性，使员工的行为与医院的宗旨和使命高度趋于一致。建立更加公平、公正、科学的薪酬管理体系并随着客观环境的变化不断地加以优化，已成为医院高层领导和人力资源管理人员的共识。具体来讲，薪酬管理在整个医院管理中的地位与作用体现在以下三个方面：

（1）薪酬管理的过程同时也是对员工工作行为和工作业绩认可的过程。

（2）薪酬管理本质是一种重要的激励管理。

（3）薪酬管理有助于医院提高效率、实现目标和培育核心竞争力。

（二）医院薪酬的设计原则和结构体系

医院薪酬设计要坚持合法和合规性原则、效益性原则、公平性原则、激励性原则四项基本原则。

薪酬由经济薪酬和非经济薪酬两部分组成，其中经济薪酬是收入的主体，主要内容一般包括基本薪酬、可变薪酬和福利等。薪酬的基本结构见表5-14。

图 5-14 薪酬的基本结构

薪酬	经济性薪酬	直接经济薪酬	基本薪酬
			可变薪酬
		间接经济薪酬	各种社会保险和公积金
			带薪休假 退休金
			符合政策要求的有关津补贴
	非经济性薪酬	提拔和晋升	
		赞扬与鼓励	
		稳定的工作环境	
		挑战性的工作	
		学习机会	

（三）医院薪酬设计的程序

（1）对医院的经营情况进行分析，特别是对可投入的人工成本进行规划与预算。

（2）确定薪酬结构，明确薪酬的组成部分和相对占比。

（3）开展薪酬调查，确定本院薪酬水平。

（4）对医院的组织结构特别是核算和分配单元进行梳理和规范。

（5）开展定岗定员工作，对全院的各级各类人员进行核定和规划。

（6）开展工作分析和岗位价值评价，对医院各级各类岗位的重要性进行价值评估。

（7）制定绩效评估办法，建立与薪酬发放特别是可变薪酬发放相关联的机制。

（8）制定薪酬发放的评估和监控机制。

通过如上的反馈和循环过程，医院的薪酬管理就会处在一种与医院发展相适应的动态管理过程中，它最大的好处是保持了医院薪酬制度的活力并能与医院整体的发展战略相互适应。

（四）医院不同岗位的薪酬设计

医院内的不同岗位，其岗位任职资格、技术要素、风险要素、责任要素不同，主要分为医生薪酬设计、护理人员薪酬设计、医技人员薪酬设计、管理人员薪酬设计。

（五）福利管理

依据《劳动合同法》《社会保险法》等法律法规，保障员工的合法权益，依法为员工购买社保、公积金等，主要体现在保障员工同工同酬、保障员工的休假权利、保障员工的职业健康和职业安全、保障员工的技能提升四个方面。

（六）营造良好的医院文化氛围

培育富有行业特色的医院核心价值理念和健康向上的医院文化，为员工构建共同的精神家园。要注重员工的精神需求和心理健康，及时了解掌握员工思想动态，有针对性地做好思想引导和心理疏导工作，建立心理危机干预预警机制。要加强医院文体娱乐设施建设，积极组织员工开展喜闻乐见、丰富多彩的文化体育活动，丰富员工的文化生活。

五、劳动关系管理

（一）新员工入职流程

1. 一般新员工入职流程如下：

（1）新员工接到录用通知后按时到人力资源管理部门报到，报到时带本人身份证、学历证、学位证、职称证等相关证件原件，同时提交复印件一套。人力资源管理部门检查相关资料后签订劳动合同，建立个人信息档案，发放"员工手册"。

（2）人力资源管理部门向用人科室、医务部、护理部、门诊办公室、药剂科、党委办公室、规划财务部、运营管理办公室、信息管理部、工会等相关科室发放新进人员报到通知，通知接收科室签字确认并做好相应的工作安排。

（3）组织人事部将新员工带至主管部门和用人科室，请主管部门和用人科室做好办公地点或诊断室安排、办公物资购置以及工作流程介绍等相关工作安排。

2. 引进学科带头人、专科人才和技术骨干入职流程如下：

（1）学科带头人、专科人才和技术骨干到人力资源管理部门报到，并按新员工报到流程到各科室办理相关事宜。

（2）学科带头人、专科人才和技术骨干在办理报到相关手续后，要求分管院领导、用人科室负责人与其进行至少一次以上的交流，主要围绕医院历史、文化内涵、学科建设发展等方面进行。人力资源管理部门协助院党委办公室做好学科带头人、专科人才和技术骨干的宣传介绍工作。

3.引进科室负责人（含业务科室负责人、职能科室中干）入职流程如下：

（1）科室负责人到人力资源管理部门报到，并按新员工报到流程到各科室办理相关事宜。

（2）科室负责人在办理报到相关手续后，要求分管院领导、分管人事院领导与其进行至少一次以上的交流，主要围绕医院历史、文化内涵、学科建设发展等方面进行。人力资源管理部门协助院党委办公室做好科室负责人的宣传介绍工作。

（二）签订劳动合同，约定试用期

依据《劳动合同法》，劳动合同应当具备以下条款：

（1）用人单位的名称、住所和法定代表人或者主要负责人。

（2）劳动者的姓名、住址和居民身份证或者其他有效身份证件号码。

（3）劳动合同期限。

（4）工作内容和工作地点。

（5）工作时间和休息休假。

（6）劳动报酬。

（7）社会保险。

（8）劳动保护、劳动条件和职业危害防护。

（9）法律、法规规定应当纳入劳动合同的其他事项。

关于试用期，劳动合同期限3个月以上不满1年的，试用期不得超过1个月；劳动合同期限1年以上不满3年的，试用期不得超过2个月；3年以上固定期限和无固定期限的劳动合同，试用期不得超过6个月。医院根据试用人员情况，确定试用期。对于专业急缺型人才或有连续3年本专业岗位工作经验的成熟型人才，签订3年以上的固定期限劳动合同试用期为3个月；对于连续工作时间不满3年或无工作经验的培养型人才，签订3年以上的固定期限劳动合同试用期为6个月。试用期满，经考核合格者转正。

第六章 医院内部控制评价监督

第一节 内部控制自我评价

一、内部控制自我评价定义

内部控制自我评价是指由内部控制评价监督机构对单位内部控制的建立健全和有效性进行监督检查和自我评价，形成评价结论，出具评价报告的过程。

二、内部控制自我评价的重要性

通过对内部控制的建立与实施有效性开展监督检查和评价，查找和发现内部控制存在的问题，提出改进建议并督促落实整改，一方面可以防范经济活动风险，及时堵塞管理漏洞；另一方面有利于持续地完善单位内部控制体系，使内部控制在单位内部管理中发挥更大的作用。

三、内部控制自我评价与监督组织

医院内部控制牵头部门为审计部，医院内部控制评价与监督部门为纪委办公室。

审计部门负责牵头组织规划财务部、院办公室等相关部门，开展本单位的内部控制自我评价工作。其职责包括：

（1）定期或不定期检查单位内部管理制度和机制的建立与执行情况，以及内部控制关键岗位及人员的设置情况等，及时发现内部控制存在的问题并提出改进建议。

（2）监督检查本单位贯彻执行党的路线方针政策和决议，遵守国家法律、法规的情况。

（3）监督检查单位领导班子及成员贯彻落实党风廉政建设责任制和廉政勤政的情况。

（4）督促检查本单位反腐倡廉各项工作的落实。

（5）提出改进加强本单位党风廉政建设的意见和建议等。

四、内部控制评价内容

（一）单位层面内部控制建立和执行情况评价

（1）单位经济活动的决策、执行和监督是否实现有效分离；权责是否对等；议事决策机制是否建立；重大经济事项的认定标准是否确定而且一贯地执行。

（2）内部管理制度是否符合国家有关规定，尤其是国家明确的标准、范围和程序；内部管理制度是否符合本单位的实际情况。

（3）授权审批的权限范围、审批程序和相关责任是否明确；授权审批手续是否健全；是否存在未经授权审批就办理业务的情形；是否存在越权审批、随意审批情形。

（4）岗位责任制是否建立并得到落实；关键岗位轮岗制度是否建立或采取了替代措施，是否存在不相容岗位混岗的现象。

（5）内部控制关键岗位工作人员是否具备与其工作岗位相适应的资格和能力。

（6）信息技术运用和管理情况等。

（二）业务层面内部控制建立和执行情况评价

1.预算业务重点检查

预算编制、预算执行、资产管理、基建管理、人事管理等部门之间的沟通协调机制是否建立并得到有效执行；预算执行分析机制是否建立并得到有效执行；预算与决算相互反映、相互促进的机制是否建立并得到有效执行；全过程的预算绩效管理机制是否建立并得到有效执行等。

2.收支业务重点检查

收支是否实施归口管理并得到有效执行；印章和票据的使用、保管是否存在漏洞；相关凭据的审核是否符合要求；定期核查的机制是否建立并得到有效执行等。

3. 政府采购业务重点检查

政府采购活动是否实施归口管理并得到有效执行；政府采购部门与财务、资产管理等部门之间是否建立沟通协调机制并得到有效执行；政府采购申请的审核是否严格；验收制度是否建立并得到有效执行；是否妥善保管政府采购业务相关资料等。

4. 资产管理重点检查

各类资产是否实施归口管理并得到有效执行；是否按规定建立资产记录、实物保管、定期盘点和账实核对等财产保护控制措施并得到有效执行等。

5. 建设项目管理重点检查

与建设项目相关的议事决策机制和审核机制是否建立并得到有效执行；是否对项目投资实施有效控制；项目设计变更是否履行相应的审批程序；工程款项的支付是否符合有关要求；是否按规定办理竣工决算、组织竣工决算审计；相关资产是否及时入账等。

6. 合同管理重点检查

是否对合同实施归口管理并得到有效执行；合同订立的范围和条件是否明确；对合同履行情况是否实施有效监控；合同登记制度是否建立并得到有效执行；合同纠纷协调机制是否建立并得到有效执行等。

7. 科研管理重点检查

科研项目立项与审批是否符合相关管理规定；科研经费的支付是否符合有关要求；是否按规定办理项目验收等。

8. 药品管理重点检查

药品采购申请的审核是否严格；验收制度是否建立并得到有效执行；是否妥善保管药品采购业务相关资料；是否按规定建立药品出入库记录、定期盘点等保护控制措施并得到有效执行等。

9. 人力资源管理重点检查

选人聘人流程的审核是否严格；干部选拔、职称晋升、人才推荐和引进、合同签订、离退休人员管理等人力资源管理制度是否建立并得到有效执行；是否妥善保管人力资源管理业务相关资料；是否按规定做好各类人员基本情况记录，以及定期清理临时聘用、第三方派遣等各类人员管理情况，人员的社会保险购买情况、合同签订情况等保护控制措施是否得到有效执行等。

五、内部控制评价报告

评价报告应当对单位内部控制的有效性发表意见，指出内部控制存在的缺陷，并提出整改意见。评价报告应当提交单位负责人，单位负责人应当对评价报告所列示的内部控制缺陷及整改建议做出回应并监督落实。

内部控制评价报告至少应当包含以下内容：

（1）内部控制报告真实性的声明。

（2）内部控制评价工作的总体情况。

（3）内部控制评价的依据。

（4）内部控制评价的范围。

（5）内部控制评价的程序和方法。

（6）内部控制缺陷及认定情况。

（7）内部控制缺陷的整改情况及重大缺陷拟采取的整改措施。

（8）内部控制有效性的结论。

六、内部控制自我评价方法

由医院审计部等相关部门组成或者聘请第三方机构对内部控制开展评价的工作组对被评价单位或科室进行现场测试评价时，可以单独或者综合运用个别访谈、实地观察、证据检测、重新执行、穿行测试等方法，充分收集被评价单位内部控制设计和运行是否有效的证据，按照评价的具体内容，如实填写评价工作底稿，研究分析是否存在内部控制缺陷。

1.个别访谈法

个别访谈法主要用于了解内部控制的现状。检查人员可以向相关工作人员询问，并对答复进行评价，以获取与内部控制建立和执行情况相关的信息。例如，向负责复核银行存款余额调节表的会计人员询问如何进行复核，包括复核的要点是什么、发现不符事项如何处理等。向负责对政府采购申请进行内部审核的人员询问如何进行采购申请的审核，包括审核的要点是什么，是否将政府采购申请与政府采购预算和政府采购计划进行核对，是否将资产购置与资产存量管理相结合等。

检查人员通常需要通过检查有关文件、凭证来印证相关工作人员的答复，对于同一问题应注意不同人员的答复是否相同。

2. 实地观察法

实地观察法是指检查人员察看相关工作人员正在从事的活动或实施的程序，适合检查不留下书面记录的控制措施执行的有效性。例如，观察不相容岗位是否存在混岗的情况，观察库存现金、固定资产盘点控制的执行情况，观察贵重资产或特殊资产的保管情况，观察票据、印章的保管和使用情况等。

实地观察法提供的证据仅限于观察发生的时点，检查人员应当考虑其所观察到的控制措施在检查人员不在场时可能未被执行的情况。所以，检查人员在使用这一方法时，应当尽可能不通知相关工作人员，采用突击检查的方式，确保检查的效果。

3. 证据检查法

证据检查法是指检查人员对内部或外部生成的，以纸质、电子或其他介质形式存在的记录和文件进行审查。对内部控制执行情况留有书面记录的检查，通常可以采用证据检查法。内部控制的执行情况一般会"留有痕迹"。例如，为开展经济活动提交的请示报告，审核、复核、审批时留下的记号，对资产账实不符等情况做出的书面说明，各类表单、票据等凭据以及会计账簿和财务报告等记录，都可以作为反映内部控制执行有效性的书面证据。

检查人员根据需要抽取并检查一定数量的书面证据，从而证明内部控制是否在实际工作中得到有效执行。

4. 重新执行法

重新执行法是指检查人员通过独立执行原本作为内部控制组成部分的控制措施，来判断内部控制建立和执行的有效性。例如，全面审核与支出相关的各类单据，是支出报销业务的控制措施。

但是，要检查支出报销审核人员有没有认真执行审核，仅仅检查审核人员是否在相关文件或凭据上签字是不够的，检查人员还应当抽取一部分支出凭证，重新执行审核控制，审核单据来源是否合法，内容是否真实、完整，使用是否准确，是否符合预算，审批手续是否齐全，反映明细内容的原始单据是否按规定进行了签字或盖章。

5. 穿行测试法

穿行测试法是指在内部控制流程中任意选取一笔具体业务事项作为样本，追踪该业务事项从最初起源直到最终在财务报告或内部管理报告中反映出来的过程，即该流程从起点到终点的全过程，以此了解内部控制建立和执行的有效性。

例如，检查人员可以选取一项政府采购业务，检查这项业务的采购申请是否符合政府采购预算和政府采购计划，政府采购活动是否由归口部门统一管理，是否按规定选择政府采购方式和发布政府采购信息，是否按规定进行了验收，是否按照合同办理价款结算，是否及时入账，记录的保管是否妥当等。通过对这项业务全过程控制措施的检查，来了解政府采购业务控制建立和执行的有效性。

第二节　内部控制的内部监督

一、定义

内部控制的内部监督是单位对其自身内部控制的建立与实施情况进行监督检查。

二、目的

内部监督是单位内部控制得以有效实施的机制保障。单位内部控制规范体系是一个不断调整、逐步完善、持续优化的动态过程。因此，为保证内部控制体系的充分性、适宜性、有效性和可操作性，需对内部控制体系进行内部监督，以便预防、发现和整改内部控制设计和运行中存在的现实问题、潜在问题和薄弱环节，通过对问题的持续改进，确保内部控制体系的有效运行。

三、内容和要求

负责内部监督的部门或岗位应当定期或不定期检查单位内部管理制度和机制的建立与执行情况，以及内部控制关键岗位及人员的设置情况等，及时发现内部控制存在的问题并提出改进建议。医院应当根据本医院实际情况确定内部监督检查的方法、范围和频率，通常不能少于一年一次。

四、实施主体

内部控制内部监督应当与内部控制的建立和实施保持相对独立，内部控制监督不能由内部控制具体组织实施和日常管理的工作部门承担。

医院内部控制牵头部门为审计部，医院内部控制评价与监督部门为纪委办公室。

五、监督方式

内部控制监督方式主要有内部控制日常监督和专项监督两种方式。

1. 日常监督

医院对建立与实施内部控制的情况进行常规、持续的监督检查。

医院内部控制体系的内部审核按照医院内部控制的相关要求，进行策划和实施。

审计部对内部审核过程中发现的内部控制缺陷进行整理和汇总分析缺陷性质（设计缺陷或执行缺陷）和产生的原因，提出改进建议，并编制内部审核报告经内部控制体系建设项目领导小组审批后下发，同时上报上级单位。

各责任部门按要求制订并实施相应的改进措施，并将改进措施实施情况报审计部。审计部不定期地针对内部审核报告中提出的各项整改或改进措施的实施情况，组织有关人员进行跟踪和验证。对验证不符合要求的，应重新执行程序的有关规定。

2. 专项监督

在医院发展战略、组织结构、经营活动、业务流程、关键岗位等发生较大调整和变化的情况下对内部控制某一或某些方面进行有针对性的内部审核。专项监督具体程序参照内部审核程序实施。

六、审计监督

（一）新时期审计监督的新要求

党的十九大做出了改革审计管理体制和构建党统一指挥、全面覆盖、权威高效监督体系的战略部署。党的十九届三中全会《深化党和国家机构改革方案》又做出加强党对审计工作的领导、优化审计职责等重大决策安排，要求更好地发挥审计在党和国家监督体系中的重要作用。习近平总书记在中央审计委员会第一次会议上提出了"三个加大""四个促进"的要求，这为审计依法履行职责指明了方向，也是国家审计和内部审计都必须要把握好的基本原则。

内部审计作为审计监督体系的重要组成部分，在促进单位经济决策科学化、内部管理规范化和运行风险防控常态化方面具有第一道防线的基础性监督的特点，决定了内部审计在夯实国家和社会治理基础，促进社会经济活动各个环节、各个层面、各个领域协调发展和健康运行方面具有重要作用，对于推动实现国家治理体系和治理能力现代化，促进经济高质量发展具有重要意义。

随着对现代审计监督本质的认识不断深化，国家对审计职能的定位也在不断提升，从审计制度建立之初的"经济监督"，到对权力监督和制约的"民主与法治工具"，再到经济社会运行的"免疫系统"，到今天党和国家监督体系的重要组成部分，国家治理的重要工具，审计的内涵和外延都发生了深刻而重大的变化。与之相适应的，国家审计已经由期初的收支真实、合法、效益性监督拓展到对经济活动秩序、安全、政策、绩效等全方位监督，监督的范围也从财政财务收支审计扩展到预算执行审计、领导干部经济责任审计、固定资产投资审计、宏观政策落实情况审计以及自然资源审计、计算机信息系统审计等众多领域，几乎涵盖了经济社会生活的方方面面。当前的审计应当扮演什么样的角色，李克强总理曾经有一段非常形象的概括："审计是政策落实督查员、经济运行安全员、国家利益捍卫者、公共资金守护者、权力运行紧箍咒、反腐败利剑和深化改革催化剂。"这些客观情况都要求审计工作在更高层次、更宽范围、更深内容上发挥作用。内部审计同样如此，单纯审财务、查资金、看账本的传统审计理念和审计模式已经远远不能满足单位风险防控、提质增效和科学治理的需要，迫切需要加强和改进内部审计工作推动内部审计加快转型发展，实现审计全覆盖，更好地落实党和国家对审计工作的新定位，更好地履行新时代赋予内部审计的新使命。

（二）医院内部控制相关内部审计工作的主要形式

1. 开展内部专项检查

具体做法是：按照医院内部控制管理的要求，根据医院实际情况，每年确定年度内部专项检查的重点内容，例如内部控制体系建设执行情况专项检查，设备使用专项检查，办公用品和低值耗材管理专项检查等。制定专项检查工作方案，组成专门检查小组，安排检查内容和时间节点，形成检查报告。年终进行检查情况总结。

2. 委托第三方开展审计监督

具体做法是：按照政府采购流程，选择第三方审计监督机构。每年开展年度财务报表、财务收支、内部控制情况专项审计。还可以根据单位实际情况，开展较大金额的工程建设项目、科研项目等第三方审计工作。借助专业机构，及早发现问题，及时进行整改。

3. 接受上级专项审计监督

医院需接受对主管部门主要领导的经济责任审计的延伸审计，上级主管部门组织的政府采购、合同等专项审计，目的均是及时发现医院内部管理过程中不规范的问题，切实进行整改。

（三）医院内部控制相关内部审计工作的关注重点

1.权力运行方面

要求全面贯彻落实党中央对审计工作的新要求,深化审计本质和职能新定位,推动实现审计全覆盖,促进服务经济社会健康运行政策落实情况的审计监管。

重点关注国家重大决策落实情况,在应对突发公共卫生事件例如新冠肺炎疫情发生时,审计聚焦在党中央关于疫情防控相关政策和决策部署的落实情况;聚焦相关税费减免政策、财政贴息政策、贷款优惠政策等精准到位情况;聚焦中央和各级财政安排的疫情防控资金总体情况、拨付情况、管理使用情况;聚焦社会捐赠款物的总体情况、分配和使用情况等。

在医院日常工作中主要监督"三重一大"事项执行情况,医保、物价收费、医联体建设等政策执行情况,廉政风险防范情况,重大违法违纪问题线索等。通过专项审计,及时发现问题,及时指出问题,及时督促整改。

2.业务风险方面

审计重点涵盖医院财务管理、政府采购管理、合同管理、资产管理、建设项目管理、药品管理、科研管理等方面事项的合理性、合规性。

七、医保监督

医院医疗保险费用审核制度（以某省级中医医院为例）

为规范医院医疗保险管理和服务行为,提高医疗保险服务质量,保障医院医疗保险基金安全,结合医院医疗保险管理实际,制定本制度。

（一）审核主体

1.临床科室审核主体

临床科室主任为本科室医疗保险质量第一责任人,床位医生与办公护士或质控护士负责参保者医疗保险费用与病历质量的具体审核工作。

2.医院医疗保险管理部门

医院医疗保险管理部门审核员对每位参保者进行出院结算前费用审核。审核员由医学及医学相关专业、有临床实践背景人员担任。

（二）医疗保险费用审核内容

1.基本情况

审核参保者基本信息填写是否有误;医疗保险身份是否正确;是否符合入院

标准；出、入院日期是否相符；出院病程记录内容是否完整。

2. 医疗保险合规情况

医嘱、各种检查、限制性用药是否具备应用指征；出院诊断完整性；费用清单内容是否对应；出院带药有无超量及违反规定；床位费用与住院天数是否相符；费用清单内容是否与三个目录匹配等。

（三）医疗保险费用审核规程

1. 保证诊疗行为符合医疗保险政策规定

临床医生、办公护士或主班护士需在参保者出院结算前检查住院诊疗全过程及相应的病历记录，保证诊疗行为符合医疗保险政策规定，发现错误及缺陷，立即纠正。

2. 医疗保险管理部门审核规则规程

审核员应对参保者医疗保险费用及出院记录进行筛查，初步筛查后可重点检查医嘱与费用清单的对应性、限制性用药指征、入院及出院诊断的完整性及正确性、出院带药品种及数量。

3. 异常情况处理

发现异常情况审核员要与门诊接诊医师、住院经治医师、办公护士、信息中心沟通，问明原因，对出现的问题及时改正及更改，更改后方可实施即时结算，保障参保者结算时信息准确。

（四）考核与奖惩

临床科室医务人员要加强医疗保险政策的学习培训，自觉规范医疗保险服务行为。对审核异常的费用记录要及时更正并定期总结。由于临床科室诊疗行为不符合医疗保险规定又未更正，最终被医疗保险经办机构拒付的费用，由经治人员承担。

审核员要加强医疗保险政策及医疗保险专业知识的学习，对审核工作认真负责。

医院医疗保险收费管理制度

为进一步规范收费行为，结合本院实际，制定本制度。

第一条　医院各科室必须严格执行价格管理部门规定的医疗服务价格政策，按规定的收费标准收费。

第二条　医院对参保者的诊疗要做到合理施治，合理检查，合理收费，严格控制项目收费，杜绝擅自提高收费标准、自立项目收费和擅自超范围收费等现象。

第三条　医院新增医疗服务项目，或需要对现有医疗服务项目增加新的内容，统一由规划财务部会同有关科室按规定组织论证，拟定建议价格标准，并按规定程序报上级主管部门审批后方可收费。

第四条　医院的所有收费，必须由规划财务部开具合法的正式收据，严禁任何科室和个人出具非正式收据（或不出具收据）向参保者或参保者家属收取各种费用；禁止任何职工以任何名义向参保者索要药物或借参保者名义开药或检查。

第五条　严格执行处方管理制度，处方上的收费项目名称应当规范，字迹清晰，收费标准与收费项目相一致。

第六条　医院配备显示屏，公示所有医疗服务价格，以方便参保者随时查询。

第三节　内部控制的外部监督

一、财政部门的外部监督

省级财政主管部门应当对单位内部控制的建立和实施情况进行监督检查，有针对性地提出检查意见和建议，并督促单位进行整改。

二、审计部门的外部监督

上级审计机关对医院进行审计时，应当调查了解单位内部控制建立和实施的有效性，指出相关内部控制的缺陷，有针对性地提出审计处理意见和建议，并督促单位进行整改。

三、上级主管部门的外部监督

上级主管部门应当对单位内部控制的建立和实施情况进行监督检查，有针对性地提出检查意见和建议，并督促单位进行整改。

第四节 评价与监督管理流程及说明

一、流程目录

评价与监督管理流程目录（见表6-1）。

表 6-1 评价与监督管理流程目录

流程编号	流程类别	流程名称
PJJD09	评价与监督	
PJJD09.01		内部控制自我评价流程
PJJD09.02		单位内部监督
PJJD09.02.01		内部审计工作流程
PJJD09.02.02		单位内部监督检查流程
PJJD09.02.03		按上级重要工作部署监督检查流程
PJJD09.02.04		基建、维修工程结算审核流程
PJJD09.03		纪检监察流程
PJJD09.03.01		廉政风险防控管理流程
PJJD09.03.02		函询案件处理流程
PJJD09.03.03		接群众举报管理流程
PJJD09.03.04		科室负责人述责述廉流程
PJJD09.04		医院职工考核评价奖惩流程
PJJD09.05		评价与监督结果运用流程

二、具体流程及说明

（一）内部控制自我评价流程

（1）流程图（见图6-1）。

流程编号	PJJD09.01	流程类别	评价与监督	流程名称	内控自我评价流程
流程主责部门	内控评价小组	流程主责岗位	评价小组成员	流程版本	V1.0

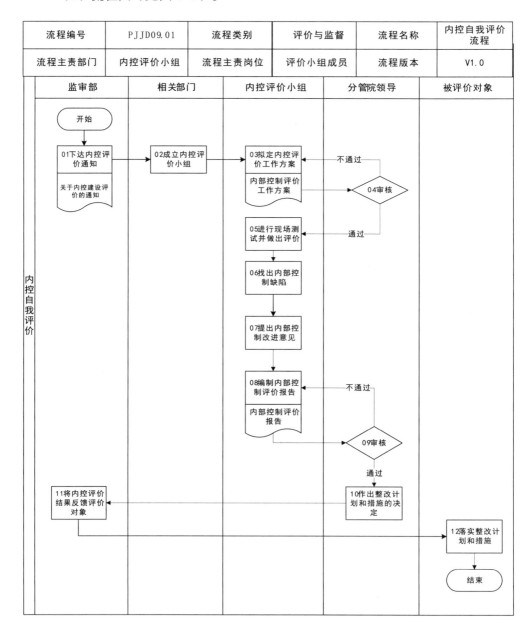

图6-1 内部控制自我评价流程图

（2）流程说明（见表6-2）。

表6-2 内部控制自我评价流程说明

编号	流程步骤	责任部门	责任岗位	流程步骤描述	输出文档	是否关键控制点	控制要素
01	下达内部控制评价通知	审计部	审计工作人员	下达给各个科室内部控制制度建设评价的通知	中医医院关于内部控制建设评价的通知	否	根据内部控制工作时间安排，及时下发通知
02	成立内部控制评价小组	相关部门	部门负责人	在对单位内部控制设计的健全性与合理性，以及实施的有效性进行检查、测试与评价之前，应当成立专门的内部控制评价小组		否	内部控制小组成员具有一定的内部控制知识，并由专门的科室负责人进行领导
03	拟定内部控制评价工作方案	内部控制评价小组	N	根据单位先前内部控制制度建设情况，拟定内部控制评价工作方案。包括内部控制评价的目的、方法、内容等	内部控制评价工作方案	否	按照国家相关内部控制管理制度结合单位实际制订评价方案，并且要易于操作
04	审核	N	分管院领导	对内部控制评价工作方案进行审核		是	内部控制评价方案评价内容涉及广泛，包含单位层面和业务层面，但重点突出；评价目的明确合理，评价方法强，参与内部控制评价的主要部门或岗位职责明确
05	进行现场测试并做出评价	内部控制评价小组	N	内部控制评价小组根据内部控制评价工作方案进行评价。通过审阅有关文件、制度，现场询问有关人员，实地观察等调查了解内部控制制度的建立和执行的详细情况，并主要对内部控制中具体问题、特别是对差错、浪费、损失、非授权使用或滥用职权等敏感问题进行评价		否	现场测试和评价根据单位实际，结合评价方案，做到客观公正

171

续表

编号	流程步骤	责任部门	责任岗位	流程步骤描述	输出文档	是否关键控制点	控制要素
06	找出内部控制缺陷	内部控制评价小组	N	在进行内部控制评价过程中，找出内部控制建立和执行上存在的问题，主要区分为单位层面内部控制建立和执行上的问题和业务层面内部控制建立和执行上的问题两个方面		否	内部控制缺陷准确，符合单位实际
07	提出内部控制改进意见	内部控制评价小组	N	在找到相应的内部控制缺陷后，找出失控的原因，提出相应的改进意见和措施		否	改进意见结合单位的内部控制缺陷，并易于操作
08	编制内部控制评价报告	内部控制评价小组	N	在内部控制评价完成之后，内部控制评价小组应编制内部控制评价报告。主要说明内部控制程序是否符合国家有关规定、是否有利于医院经营目标的实现，是否满足医院经营管理的需要、内部控制制度在运行中存在的漏洞或缺陷，改进的措施及具体安排等	内部控制评价报告	否	是否符合医院内部监督检查制度编制要求
09	审核	N	分管院领导	对内控制评价报告进行审核		是	内部控制评价报告内容是否完整，评价的目标是否达到，是否明确评价中单位存在的内部控制缺陷，针对缺陷是否提出具体的改进措施
10	作出整改计划和措施的决定	N	分管院领导	分管领导进行审核后，对拟采取的整改计划和措施作出决定，以改进单位内部控制体系		否	是否和各个业务科室职能相匹配，是否能落实到相应岗位
11	将内部控制评价结果反馈至评价对象	审计部	审计工作人员	将内部控制评价结果反馈至各相关业务科室		否	及时反馈评价结果
12	落实整改计划和措施	被评价对象	N	各相关业务科室认真根据评价结果，落实整改计划和措施		否	按改进计划积极认真落实

依据：某省级中医医院《内部监督检查制度》　备注：表中 N 指 "没有" 或者 "不适应" 的意思。

（二）单位内部监督

内部审计工作流程

（1）流程图（见图 6-2）。

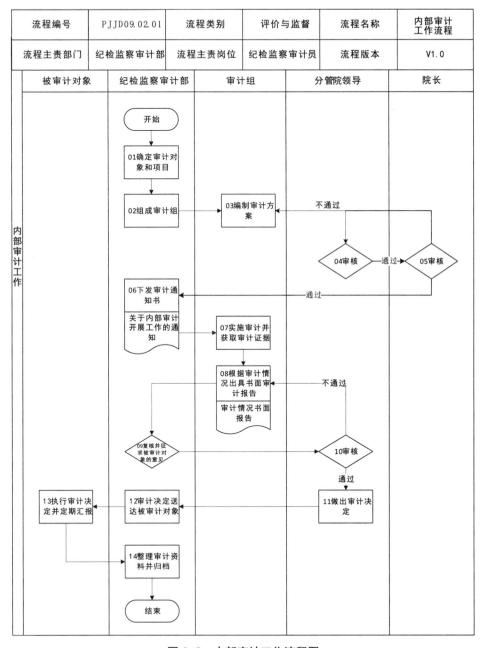

图 6-2　内部审计工作流程图

（2）流程说明（见表6-3）。

表6-3 内部审计工作流程说明

编号	流程步骤	责任部门	责任岗位	流程步骤描述	输出文档	是否关键控制点	控制要素
01	确定审计对象和项目	审计部	科室负责人	根据年度审计计划确定审计的对象和项目		否	结合计划和实际，合理确定审计对象
02	组成审计组	审计部	科室负责人	根据审计对象和项目组成审计组实施审计，审计组成员不得少于2人		否	审计组成员具有一定的审计方面的知识或财务知识
03	编制审计方案	N	审计组	审计组应当按照被审计对象和项目编制相应的审计方案。应该包括内部审计实施的目标、审计的对象、内容和重点，审计的程序、时间安排，审计领导小组等内容	内部审计方案	否	审计方案结合实际，易于操作
04	审核	N	分管院领导	对审计实施方案进行审核		是	是否符合本单位内部审计工作制度、格式规范、操作性强，审计工作岗位职责明确
05	审批	N	院长	对审计实施方案进行审批		是	是否符合本单位内部审计工作制度、格式规范、操作性强，各审计工作岗位职责明确
06	下发审计通知书	审计部	审计员	在实施审计前，应当向被审计对象送达审计通知书	关于内部审计开展工作的通知	否	及时下发通知

续表

编号	流程步骤	责任部门	责任岗位	流程步骤描述	输出文档	是否关键控制点	控制要素
07	实施审计并获取审计证据	审计组	N	审计组应当根据审计方案实施审计，采用专业技术方法和合法程序获取审计证据		否	按相关管理规范获取审计数据
08	根据审计情况出具书面审计报告	审计组	N	审计组应当根据审计证据，形成审计结论和建议，并出具书面审计报告，向纪检监察审计部面报告	审计情况书面报告	否	审计报告结合实际、规范、内容齐全
09	复核并征求被审计对象的意见	审计部	科室负责人	对审计书面报告进行复核，并征求被审计对象意见		否	是否符合本单位内部审计工作制度
10	审核	分管院领导	分管院领导	对审计书面报告进行审核		是	审计书面报告内容齐全、格式规范，审计结论和建议的审计证据相对应，且是否合理，审计的目的是否达到，审计的概况与审计实施方案是否相匹配
11	做出审计决定	N	分管院领导	分管领导审核后，做出审计决定		否	是否具有实际操作性，关键岗位
12	审计决定送达被审计对象	审计部	审计员	由审计部将审计决定送达被审计对象执行。本单位的审计报告，审计决定，自送达被审计对象之日起生效		否	及时下达审计决定，以便进行整改
13	执行审计决定并定期报汇	被审计对象	N	被审计对象认真按照审计决定执行，落实审计报告有关意见和建议，并定期向审计部报告执行情况，由审计部向上级分管领导汇报执行情况		否	认真执行审计决定并及时反馈
14	整理审计资料并归档	审计部	审计员	整理内部审计资料并进行归档		否	统一放置，并制作审计材料目录清单

依据：《四川省内部审计条例》，某省级中医院《审计工作制度》，某省级中医院《内部审计工作制度》

备注：表中 N 指"没有"或者"不适应"的意思。

第五节 评价与监督结果应用

评价与监督的结果应当作为完善内部控制的依据和考核评价相关工作人员的依据。

评价与监督部门对于执行内部控制成效显著的相关部门及工作人员提出表扬表彰，对违反内部控制的部门和人员提出处理意见；对于认定的内部控制缺陷，内部控制职能部门或牵头部门应当根据单位负责人的要求提出整改建议，要求责任部门或岗位及时整改，并跟踪其整改落实情况；已经造成损失或负面影响的，应当追究相关工作人员的责任。

中医医院内部控制评价指标体系（见表6-4）。

表 6-4 中医医院内部控制评价指标体系

评价维度	类别	一级指标	二级指标	分值设置	指标说明	评分标准	是否适用	佐证资料（电子版或纸质版）
设计有效性（59分）	单位层面（25分）	单位内控组织架构的建立情况（9分）	单位内部控制决策机构建设情况	3	考核本医院是否按照《行政事业单位内部控制规范（试行）》的要求建立了内控决策机构，明确内控决策机构成员和主要职责	1.未成立内控决策机构的得0分；2.成立内控决策机构组但未明确职责的得1分；3.成立内控决策机构且明确职责得3分		关于成立内控领导机构的通知；内控工作部署的通知；内控工作方案，内控手册组织架构章节
			单位内控体系牵头部门建设情况	3	考核本医院是否按照《行政事业单位内部控制规范（试行）》的要求建立了内控牵头部门或牵头部门工作小组，明确内控牵头部门或内控工作小组主要职责	1.未成立内控工作小组的得0分；2.成立内控牵头部门但未明确职责的得1分；3.成立内控工作小组且内控牵头部门或工作小组明确职责得3分		关于成立内控领导机构的通知；内控工作部署的通知；内控工作方案，内控手册组织架构章节
		单位内控体系监督机构建设情况（3分）	单位内部控制监督机构建设情况	3	考核本医院是否按照《行政事业单位内部控制规范（试行）》的要求建立了内控监督机构包括内部审计部门或纪检监察部门，明确监督机构职责	1.未成立内控监督机构的得0分；2.成立内控监督机构组但未明确职责的得1分；3.成立内控监督机构且明确职责得3分		内控手册组织架构章节；评价与监督内控业务操作规程
		风险评估机制的建设情况（4分）	单位内部控制风险评估机制的建设情况	4	考核本医院是否按照《行政事业单位内部控制规范（试行）》的要求建立风险评估评价的目的、程序、要求、方法，明确风险评估组织机构情况等	1.未建立内控风险评估机制得0分；2.建立了风险评估机制（包括风险评估的目的、方法和组织情况）得4分		风险评估实施方案或通知；评估报告；内控手册风险评估章节
		机制建设情况（4分）	四权分离机构建设情况	2	考核本医院对各经济业务活动的决策、管理、执行、监督，是否明确分离、相互分离，分别行权	1.未明确决策、管理、监督机构职责其中任何一项扣0.5分；2.决策、管理、执行和监督机构四者之间未相互分离扣0.5分，扣完为止		6大经济业务、药品和科研管理等业务流程操作规程

续表

评价维度	类别	一级指标	二级指标	分值设置	指标说明	评分标准	是否适用	佐证资料（电子版或纸质版）
			关键岗位轮岗机制建设情况	2	考核本医院是否按照《行政事业单位内部控制规范（试行）》的要求建立的轮岗制度，明确轮岗周期。不具备轮岗条件的单位，是否对关键岗位涉及的相关业务采用专项审计等控制措施	1. 建立了内部控制关键岗位工作人员的轮岗制度得1分；2. 不具备轮岗条件的单位，对关键岗位涉及业务采用专项审计等控制措施得1分；3. 均未建立的得0分		关键岗位轮岗机制、管理办法、制度等；专项审计机制、管理办法、制度等
		内控信息化建设情况（8分）	预算、收支、采购、资产、建设项目、合同、科研和药品业务模块在现有信息系统实现程度	4	考核本医院负责的主要业务涉及的现有信息系统的建设情况，业务模块在系统中的实现程度	有一项能够体现预算、收支、资产、采购、建设项目、合同、科研和药品业务模块落实到现有信息系统功能截图加0.5分，加满4分为止		各业务模块有信息系统建设情况，已经固化现有信息系统的功能界面截图
			未落实的业务模块信息化工作安排情况	4	考核本医院未落实的业务模块的后期信息化工作的安排情况包括功能优化完善工作计划，信息化规划方案，新功能需要说明书等	有一项未落实的业务模块有后期信息化工作安排包括优化完善计划，信息化规划方案，新功能需求说明书加1分，加满4分为止		未固化业务模块后期信息化工作安排包括优化完善计划，信息化规划方案，新功能需求说明书

续表

评价维度	类别	一级指标	二级指标	分值设置	指标说明	评分标准	是否适用	佐证资料（电子版或纸质版）
	业务层面（34分）	制度建立健全情况（8分）	制度合规性	4	考核本医院是否按照《行政事业单位内部控制规范（试行）》的要求建立健全内控制度体系包括预算、收支、采购、资产、合同、建设项目以及医院行业履职制度包括药品和科研等。已经建立的内控制度体系是否符合国家和上级主管部门的法律、行政法规等政策的要求	内控制度中是否明确以下要素，通过分析评估未落实一类要素的扣0.5分，扣完为止。1.内控制度建立时是否明确业务管理领域内控的决策、管理，执行，监督机构的职责；2.是否明确了本业务领域的业务环节管理要求，程序；3.是否明确各项管理要求是否符合外部监管机构的授权要求，不适用除外		预算、收支、采购、资产、合同、建设项目以及医院包括药品内控制度和科研等内控制度
			制度更新程度	4	考核本医院是否根据外部监管制度变化而及时更新制度	当本医院科室内部控制体系所依据的外部文件或其他科室内控制度更新时，能够及时完整修订相关内控制度办法、规程。以制度更新程度（已更新的制度个数／制度总数×100%）为得分依据。无须更新的内部控制制度，则得满分。根据百分比判定得分 80～100(含80) 4分 60～80(含60) 3分 40～60(含40) 2分 0～40 1分 0 0分		通过查看年度本医院已经颁布并实施的内部控制体系的内控记录的内容更新及更新记录确认

续表

评价维度	类别	一级指标	二级指标	分值设置	指标说明	评分标准	是否适用	佐证资料（电子版或纸质版）
		科室职能、岗位、职责设置情况（8分）	科室职能设计	4	考核本医院科室职能与其他科室职能边界以及关联工作的明确程度，职能设计是否清晰，是否存在与其他科室职能边界不清的情况	1. 本科室职能设计清晰、明确，得2分；2. 与其他科室职能边界清晰、明确得2分；3. 均满足得4分		三定方案或科室职能在业务流程或内控规程或描述中体现
			岗位职责及授权机制设置情况	4	考核本医院科室内各岗位职责设置、岗位职责及相关岗位职责边界明确程度，科室内部岗位职责设置是否明确，是否存在岗位职责边界不清晰的情况，制度中是否体现业务的分级授权	1. 本科室内各岗位职责描述明确，得2分；2. 通过职责判定科室内岗位职责符合不相容岗位分离得1分，如果有不符合不得分；3. 通过职责描述判定岗位设置符合分级授权要求，得1分；4. 均满足，则得4分		三定方案或科室职能在业务流程或内控规程或描述中体现
		业务流程设计完整性（18分）	制度中分级授权在流程中设置情况	4	制度中是否体现业务的分级授权，业务分级授权是否梳理到业务流程中	通过对制度和流程横向对比来判定某一项内控制度中业务分级授权要求未落实到业务流程中，扣0.5分，扣完为止		6大经济业务、药品和科研管理等业务流程操作规程

续表

评价维度	类别	一级指标	二级指标	分值设置	指标说明	评分标准	是否适用	佐证资料（电子版或纸质版）
			业务流程设计规范性与完整性及相关表单	6	考核本科室业务流程是否清晰明确，流程步骤是否清晰简化合理；业务流程中各类表单设计是否合理、完整；流程中输出文档是否清晰是否标明目完整；关键控制点是否识别准确；业务流程与制度引是否列明目与制度明确一致，制度索引是否与流程步骤相关联；对存在的业务流程冗余，界定不清的方面是否及时进行优化	查看各科室各项业务操作规程中业务流程描述是否完整、清晰，表单设计是否规范、完整 1.有以下某一种情况的扣0.1分，扣完为止：无业务流程或有业务流程描述步骤但是描述不够细致、完整。具体表现如下：（1）科室有此项业务，业务操作规程中未梳理业务流程和无关相表单；（2）业务操作规程但描述不够细致、关键流程步骤描述（如地点、要素信息（如时间、额度、分级授权涉及重要岗位或人员，界限等）描述不完整；（3）无相关输出文档表单；（4）流程说明中的关键控制点未识别准确或流程图未清晰。（5）无流程图或流程图不清晰。2.同时满足以下条件的得满分，具体如下：（1）业务流程信息（如时间、额度、关键要素信息（如地点、分级授权涉及重要岗位或人员，界限等）描述完整；（2）有输出文档表单且表单设计规范；（3）流程图清晰；（4）流程说明中的关键控制点已识别准确目标明控制要素		6.大经济业务、药品和科研管理等业务流程操作规程

181

续表

评价维度	类别	一级指标	二级指标	分值设置	指标说明	评分标准	是否适用	佐证资料（电子版或纸质版）
			风险点识别的准备和完整性	4	考核本科室业务流程中关键控制环节的风险点是否已经识别，是否准确、完整	未对业务流程中的风险点进行识别扣0.5分，扣完为止		6大经济业务、药品和科研管理等业务流程操作规程
			防控措施设计合理性与可操作性	4	考核本科室各项业务操作规程中风险防控措施设计的科学性、合理性及可执行程度，是否能够有效防控风险，且措施明确；风险防控措施是否符合制度要求	未针对业务流程中的风险点设计防控措施扣0.5分，扣完为止		6大经济业务、药品和科研管理等业务流程操作规程
执行有效性（41分）	单位层面（14分）	单位内控体系组织架构的运行情况（9分）	单位内控体系决策机构的运行情况	3	考核本医院是否按照内控决策机构的工作职责要求开展工作	按照内部控制决策机构的职责，牵头或参与本年度需要提请决策的事项，核查内控事项能完整的证明材料（提请决策的请示、决策批办单、决策会议纪要）得1分，共计3分，得满为止		决策机构工作职责；关于成立内控领导机构的通知；内控工作信息报告等；内控手册组织架构内容：决策牵头部门汇总统计本年度需要提请决策的内控事项。实施证据：某一项决策事项的提请决策的请示、决策批办单、决策会议纪要等

续表

评价维度	类别	一级指标	二级指标	分值设置	指标说明	评分标准	是否适用	佐证资料（电子版或纸质版）
			单位内控体系牵头部门运行情况	3	考核本医院是否按照内控牵头部门的工作职责要求开展工作	按照内部控制牵头部门的职责，牵头部门汇总本年度组织开展内控工作内容。核查内控工作事项能提供一类完整的证明材料，包括牵头部门组织开展工作计划和开展工作的通知、会议纪要、面谈纪要、工作汇报、内控培训资料、内控体系成果等物，等得1分，共计3分，得满分为止		牵头部门工作职责；牵头部门汇总本年度组织开展内控工作内容；牵头部门内控工作计划；某一内控证明材料包括工作计划和开展工作的相关通知、会议纪要、面谈纪要、工作汇报、内控培训资料、内控体系成果等
			单位内控监督机构运行情况	3	考核本医院是否按照内控监督机构的工作职责要求开展工作	按照内部控制监督部门的职责，监督部门汇总本年度组织开展内控工作的内容。核查监督工作痕迹，某一项工作能够提供不限于一类完整的证明材料，内控自评报告、内控监督检查工作底稿、内控监督检查稿、协助外部监督机构工作计划等得1分，共计3分，得满分为止		监督部门工作职责；监督部门汇总本年度组织开展内控监督工作的内容；监督部门内控工作内容包括内控自评报告、内控监督检查工作底稿、监督检查报告、内控监督检查工作底稿、协助外部监督机构工作计划等

续表

评价维度	类别	一级指标	二级指标	分值设置	指标说明	评分标准	是否适用	佐证资料（电子版或纸质版）
		风险评估机制运行情况（5分）	单位内控风险评估工作的落实情况	5	考核本医院牵头部门是否按照《行政事业单位内部控制规范（试行）》的要求以及单位内部风险评估制度文件包括不限于风险评估实施方案或通知、内控手册风险评估章节中内控牵头部门赋予的工作要求开展工作	1. 牵头部门未组织开展风险评估工作得0分；2. 开展了风险评估工作但未出具风险评估报告得3分；3. 组织开展了风险评估工作并且出具了风险评估报告得5分		风险评估方案或实施方案或通知；风险评估工作报告；风险评估资料文件；风险评估底稿
业务层面（27分）		内部控制体系执行有效实施（27分）	科室职能落实程度	5	考核本医院科室是否按照制度或操作规程要求履行其职责	依据本科室在制度或操作规程中明确的职责，询问本年工作落实情况，某一项工作能提供完整的证明材料，未落实扣1分，扣完为止。本年度未发生业务不扣分		经济业务归口科室的职责。汇总本年度履行职责的留痕记录，某一项工作能提供一类完整的证明材料

续表

评价维度	类别	一级指标	二级指标	分值设置	指标说明	评分标准	是否适用	佐证资料（电子版或纸质版）
			岗位职责落实程度	5	考核本医院科室内岗位设置及职责在实际业务流程中的落实程度，岗位职责在流程执行过程中是否界定不清，是否存在岗位权限互斥情况	有一对不相容岗位未分离扣0.5分，扣完为止。不适用业务的不扣分。不相容岗位包括但不限于以下情况如下：1. 预算业务管理（预算编制与审核、预算执行、预算执行与审核、决算编制与审核、决算审核与分析评价、决算编制与审核）；2. 收支业务管理（支出申请审批与付款执行、付款执行、收款与会计核算、业务经办与会计保管、票据的保管与使用、严禁一人保管收付款所需的全部印章）；3. 政府采购业务管理（采购需求论证与审核、采购与保管、采购业务与监督）、招标文件准备与审核、采购合同签订与验收、采购合同签订与保管、采购合同签订与验收）；4. 资产管理业务（严禁一人办理货币资金业务全过程、采购与理货、资金保管与款项支付、固定资产配置审批、固定资产采购与审核、固定资产采购与审核、资产使用/处置与资产审核、资产实物管理与固定资产账）；5. 建设项目（项目建议书、项目可行性研究报告编制与审核、项目概算编制与审核、项目价款支付的执行与申请与审核、项目竣工财务决算与竣工审计）；6. 合同管理业务（合同内容的拟定与审核、合同审批、合同内容的执行与监督）；7. 药品管理（药品采购计划编制与审核、药品采购执行与采购验收、药品保管、药品处置的执行与监督）；8. 科研管理（科研项目申报与审核、科研项目采购验收、科研项目执行与监督、科研重要事项调整与审核等）		现场测试并获取各业务流程执行或留痕、记录过程执行实施证据等实施证据

续表

评价维度	类别	一级指标	二级指标	分值设置	指标说明	评分标准	是否适用	佐证资料（电子版或纸质版）
			业务流程及表单实际应用程度	10	考核本医院业务流程的执行情况，以及所设计表单实际应用程度	对预算、收支、采购、资产、建设项目、合同、药品和科研管理等各业务环节的流程执行情况测试，分析评估流程应用程度，业务未发生或未适用流程不扣分。根据以下公式进行打分： 本指标实际分值=10-（有问题流程个数/参与测试的业务流程总数×10） 有问题流程是指存在以下情况的流程（包括但不限于以下情况）： 1.实际执行步骤与操作规程中梳理的业务流程步骤不符； 2.实际业务流程与操作规程要求不符； 3.实际业务流程没有相关表单及附件与操作规程要求不符； 4.实际业务流程表单及附件不完整、不准确，该经济单据未签字等		现场测试并获取各业务流程执行的留痕记录或流程过程性据等实施证据

续表

评价维度	类别	一级指标	二级指标	分值设置	指标说明	评分标准	是否适用	佐证资料（电子版或纸质版）
			已固化业务模块信息化使用程度	7	考核本医院已固化业务模块信息化使用程度，是否存在未按信息系统固化要求进行操作的情况	对已经固化的业务模块选取重要流程进行系统测试，分析评估是否存在未按固化要求进行操作行为（包括但不限于以下情况）。根据不公式适用流程打分。业务未发生或不适用流程不扣分。 本指标实际分值=7-（有问题流程存在以下情况的业务流程个数／参与测试的业务流程总数×7） 有问题流程是指存在以下情况的流程（包括但不限于）： 1. 未按系统要求填写与系统界面信息，留痕； 2. 未按系统要求进行审核审批并留痕； 3. 未按系统要求执行操作； 4. 未按系统要求的同节点执行操作； 5. 未按系统要求定期更新、备份和升级； 6. 未按系统要求保存密码； 7. 系统账号安全问题，比如工作账号是否存在一个账号多人使用；工作账号的权限配置号是否经过申请和审批；是否定期修改密码；工作账号的人员调整后是否及时调整账号的清理等		现场测试并获取各业务流程执行的系统截图等留痕记录
评分汇总				总分100分				

评分得分＝参评指标得分／(100-不适用指标分值）×100

第六节 中医医院内部控制评价指标体系评分说明

一、中医医院内部控制评价指标体系构建原则

（一）全面性原则

中医医院属于事业单位，考虑中医医院的主体特征和实际情况，参考《行政事业单位内部控制规范（试行）》中内部控制建设的主要内容，将指标构建的视角聚焦行政事业单位的两个层级，分别从单位层面和业务层面对中医医院内部控制的设计和执行有效性进行评价，前者可以总体性评估医院内控制度设计情况，后者则结合医院具体经济业务活动开展内控制度执行情况的评价，两个层面相辅相成共同作用评估医院内控制度的建设和实施情况，保证了指标构建的全面性。

（二）科学性原则

为了确保构建的中医医院内部控制评价指标体系能够发挥作用，对医院内部控制的建设和实施进行科学有效的评价，在选取指标时候必须遵循科学性原则，即为了保证构建的评价指标体系能在实务中发挥作用，不能偏离实际导致评价工作无法实施。指标的构建采用定性与定量相结合，能够量化的指标依据佐证材料和评分标准中公式进行综合评分，不能量化的指标依据佐证材料和评分标准进行综合定性评估。总之选取指标应从医院实际情况出发，提高指标的科学性、可操作性和落地性。

二、中医医院内部控制评价指标体系评分说明

（一）内部控制评价指标体系设置及分值

中医医院内部控制评价指标从单位层面和业务层面围绕设计的有效性和执行的有效性2个评价维度设置，包括10个一级指标和24个二级指标。评分采用百分制，设计有效性评价指标分值为59分，其中单位层面指标分值25分，业务层面指标分值34分；执行有效性评价指标分值为41分，其中单位层面指标分值14分，业务层面指标分值27分，合计100分。

（二）评分说明

1. 单位内控体系组织架构的建立情况（共9分）

（1）单位内部控制体系决策机构建设情况（3分）

指标说明：考核本医院是否按照《行政事业单位内部控制规范（试行）》的要求建立了内控决策机构，明确内控决策机构成员和主要职责。

评分标准：①未成立内控决策机构的得0分；②成立内控决策机构但未明确职责的得1分；③成立内控决策机构且明确职责得3分。

佐证资料：关于成立内控领导机构的通知；内控工作部署的通知；内控工作方案，内控手册组织架构章节。

（2）单位内部控制体系牵头部门建设情况（3分）

指标说明：考核本医院是否按照《行政事业单位内部控制规范（试行）》的要求建立了内控牵头部门或内控工作小组，明确内控牵头部门或内控工作小组主要职责。

评分标准：①未成立内控牵头部门或内控工作小组的得0分；②成立内控牵头部门或内控工作小组但未明确职责的得1分；③成立内控牵头部门或内控工作小组且明确职责得3分。

佐证资料：关于成立内控领导机构的通知；内控工作部署的通知；内控工作方案，内控手册组织架构章节。

（3）单位内部控制体系监督机构建设情况（3分）

指标说明：考核本医院是否按照《行政事业单位内部控制规范（试行）》的要求建立了内控监督机构包括内部审计部门或纪检监察部门，明确监督机构职责。

评分标准：①未成立内控监督机构的得0分；②成立内控监督机构但未明确职责的得1分；③成立内控监督机构且明确职责得3分。

佐证资料：内控手册组织架构章节；评价与监督内控业务操作规程。

2. 风险评估机制（共4分）

（1）单位内部控制风险评估机制的建设情况（4分）

指标说明：考核本医院是否按照《行政事业单位内部控制规范（试行）》的要求建立风险评估机制包括风险评估目的、要求、程序、方法和组织情况等。

评分标准：①未建立内控风险评估机制得0分；②建立了内控风险评估机制（包括风险评估目的、要求、程序、方法和组织情况）得4分。

佐证资料：风险评估实施方案或通知；内控手册风险评估章节。

3. 机制建设情况（共4分）

（1）四权分离机制建设情况（2分）

指标说明：考核本医院对各经济业务活动的决策、管理、执行、监督，是否明确分工、相互分离、分别行权。

评分标准：①未明确决策、管理、执行和监督机构职责其中任何一项的扣0.5分；②决策、管理、执行和监督机构四者之间未相互分离扣0.5分，扣完为止。

佐证资料：6大经济业务、药品和科研管理等业务流程操作规程。

（2）关键岗位轮岗机制建设情况（2分）

指标说明：考核本医院是否按照《行政事业单位内部控制规范（试行）》的要求建立内部控制关键岗位工作人员的轮岗制度，明确轮岗周期。不具备轮岗条件的单位，是否对关键岗位涉及的相关业务采用专项审计等控制措施。

评分标准：①建立了内部控制关键岗位工作人员的轮岗制度得1分；②不具备轮岗条件的单位，对关键岗位涉及的相关业务采用专项审计等控制措施得1分；③均未建立的得0分。

佐证资料：关键岗位轮岗机制、管理办法、制度等；专项审计机制、管理办法、制度等。

4. 内控信息化建设情况（共8分）

（1）预算、收支、采购、资产、建设项目、合同、科研和药品业务模块在现有信息系统实现程度（4分）。

指标说明：考核本医院负责的主要业务涉及的现有信息系统的建设情况，业务模块在系统中的实现程度。

评分标准：有一项能够体现预算、收支、采购、资产、建设项目、合同、科研和药品业务模块落实到现有信息系统功能截图加0.5分，加满4分为止。

佐证资料：各业务模块信息系统建设情况，已经固化现有信息系统的功能界面截图。

（2）未落实的业务模块信息化工作安排情况（4分）

指标说明：考核本医院未落实的业务模块后期信息化改进和优化工作的安排情况包括功能优化完善工作计划、信息化规划方案、新功能需要说明书等。

评分标准：有一项未落实的业务模块有后期信息化工作安排包括优化完善计划、信息化规划方案、新功能需求说明书加1分，加满4分为止。

佐证资料：未固化业务模块后期信息化工作安排包括优化完善计划、信息化规划方案、新功能需求说明书。

5. 制度建立健全情况（共 8 分）

（1）制度合规性（4 分）

指标说明：考核本医院是否按照《行政事业单位内部控制规范（试行）》的要求建立健全内控制度体系包括预算、收支、采购、资产、合同、建设项目以及医院行业履职制度包括药品和科研等。已经建立的内控制度体系是否满足国家和上级主管部门的法律、行政法规等政策的要求。

评分标准：内控制度中是否明确以下要素，通过分析评估未落实一类要素的扣 0.5 分，扣完为止：①内控制度建立时是否明确业务管理领域内部控制的决策、管理、执行、监督机构的职责；②是否明确了本业务领域的业务环节管理要求、程序；③是否明确分级授权要求；④制度中各项管理要求是否符合外部监管机构的要求。

佐证资料：预算、收支、采购、资产、合同、建设项目以及医院行业履职制度包括药品和科研等内控制度

（2）制度更新程度（4 分）

指标说明：考核本医院是否根据外部监管制度变化及时更新制度。

评分标准：当本医院科室内部控制制度体系所依据的外部相关法律、法规和规范文件或其他科室内部控制制度体系更新时，能够及时完整修订相关内部控制办法、规程。以制度更新程度（已更新的制度个数 / 制度总数 ×100%）为得分依据。无须更新的内部控制制度，则得满分。根据百分比判定得分。

表 6-5　评分标准表

百分比	分值
80（含 80）~ 100	4 分
60（含 60）~ 80	3 分
40（含 40）~ 60	2 分
0 ~ 40	1 分
0	0 分

佐证资料：

通过查看年度本医院已经颁布并实施的内部控制体系修订及更新记录确认。

6. 科室职能、岗位职责设置情况（共 8 分）

（1）处室职能设计（4 分）

指标说明：考核本医院科室职能与其他科室职能边界以及关联工作的明确程

191

度，职能设计是否清晰，是否存在与其他科室边界不清的情况。

评分标准：

①本科室职能设计清晰、明确 得2分；②与其他科室职能边界界定清晰、明确 得2分；③均满足得4分。

佐证资料：三定方案或科室职能在业务流程操作规程或内控制度中描述体现。

（2）岗位职责及授权机制设置情况（4分）

指标说明：考核本医院科室内岗位设置、岗位职责及相关岗位的职责边界及关联工作明确程度，科室内部岗位职责设置是否明确、是否存在岗位职责界定不清晰的情况，制度中是否体现业务的分级授权。

评分标准：①本科室内各岗位职责描述明确，得2分；②通过职责描述判定科室内岗位职责符合不相容岗位分离，得1分，如果有不符合不得分；③通过职责描述判定岗位设置符合分级授权要求，得1分；④均满足，则得4分。

佐证资料：三定方案或科室职能在业务流程操作规程或内控制度中描述体现。

7. 业务流程设计完整性（共18分）

（1）制度中分级授权在流程中设置情况（4分）

指标说明：制度中是否体现业务的分级授权，业务分级授权是否梳理到业务流程中。

评分标准：通过对制度和流程横向对比来判定某一项内控制度中业务分级授权要求未落实到业务流程中扣0.5分，扣完为止。

佐证资料：6大经济业务、药品和科研管理等业务流程操作规程。

（2）业务流程及相关表单设计规范性与完整性（6分）

指标说明：考核本科室业务流程是否清晰明确，流程步骤是否清晰且简化合理；业务流程中各类表单设计是否合理、完整；流程中输出文档是否标明且完整；流线图是否清晰，关键控制点是否识别准确且标明。业务流程是否与制度要求相一致，制度索引是否列明且与流程步骤相关联；对存在的业务流程冗余、界定不清的方面是否及时进行优化。

评分标准：查看各科室各项业务操作规程中业务流程描述是否完整、清晰，表单设计是否规范、完整。

①有以下某一种表现情况的扣0.1分，扣完为止。无业务流程或有业务流程描述步骤但是描述不够细致、完整，具体表现如下：

A. 科室有此项业务，业务操作规程中未梳理业务流程和无相关表单；B. 业务操作规程中已经梳理流程步骤但描述不够细致，关键要素信息（如时间、额度、地点、涉及重要岗位或人员、分级授权界限等）描述不完整；C.无相关输出文档表单；D.流程说明中的关键控制点未识别准确且未标明控制要素；E.无流程图或流程图不清晰。

②同时满足以下条件的得满分，具体如下：

A.业务流程步骤描述完整，关键要素信息（如时间、额度、地点、涉及重要岗位或人员、分级授权界限等）描述完整；B.有输出文档表单且表单设计规范；C.流程图清晰；D.流程说明中的关键控制点已识别准确且标明控制要素。

佐证资料：6大经济业务、药品和科研管理等业务流程操作规程。

（3）风险点识别的准备性和完整性（4分）

指标说明：考核本科室业务流程中关键控制环节的风险点是否已经识别，是否准确、完整。

评分标准：未对业务流程中的风险点进行识别扣0.5分，扣完为止。

佐证资料：6大经济业务、药品和科研管理等业务流程操作规程

（4）防控措施设计合理性与可操作性（4分）

指标说明：考核本科室各项业务操作规程中风险防控措施设计的科学性、合理性及可执行程度，是否能够有效防控风险，且措施明确；风险防控措施是否符合制度要求。

评分标准：未针对业务流程中的风险点设计防控措施扣0.5分，扣完为止。

佐证资料：6大经济业务、药品和科研管理等业务流程操作规程

8. 单位内控体系组织架构的运行情况（共9分）

（1）单位内控体系决策机构运行情况（3分）

指标说明：考核本医院是否按照内控决策机构的工作职责要求开展工作。

评分标准：按照内部控制决策机构的职责，牵头部门汇总本年度需要提请决策的事项，核查内控事项决策痕迹，某一决策事项能提供一类完整的证明材料（提请决策的请示、决策批办单、决策会议纪要）得1分，共计3分，得满为止。

佐证资料：

决策机构工作职责：关于成立内控领导机构的通知；内控工作部署的通知等；内控工作方案，内控手册组织架构章节。

决策事项内容：内控牵头部门汇总统计本年度需要提请决策的内控事项。

实施证据：某一项决策事项的提请决策的请示、决策批办单、决策会议纪要等。

（2）单位内控体系牵头部门运行情况（3分）

指标说明：考核本医院是否按照内控牵头部门的工作职责要求开展工作。

评分标准：按照内部控制牵头部门的职责，牵头部门汇总本年度组织开展内控工作内容。核查内控工作的痕迹，某一内控工作事项能提供一类完整的证明材料，包括牵头部门组织开展工作的工作计划和开展工作的通知、会议纪要、面谈纪要、工作汇报、内控培训资料、内控体系成果物等得1分，共计3分，得满为止。

佐证资料：牵头部门工作职责；牵头部门汇总本年度组织开展内控工作内容；牵头部门年度工作内容证明材料包括工作计划、开展工作的相关通知、会议纪要、面谈纪要、工作汇报、内控培训资料、内控体系成果等。

（3）单位内控体系监督机构运行情况（3分）

指标说明：考核本医院是否按照内控监督机构的工作职责要求开展工作。

评分标准：按照内部控制监督部门的职责，监督部门汇总本年度组织开展内控监督工作的内容。核查工作痕迹，某一项工作能够提供一类完整的证明材料，包括但不限于内控自评报告、内控自评工作底稿、内控监督检查报告、内控监督检查工作底稿、协助外部监督机构工作计划等得1分，共计3分，得满为止。

佐证资料：监督部门工作职责；监督部门汇总本年度组织开展内控监督工作的内容；监督部门年度工作内容证明材料，包括内控自评报告、内控自评工作底稿、内控监督检查报告、内控监督检查工作底稿、协助外部监督机构工作计划等。

9. 风险评估机制运行情况（共5分）

（1）单位内控风险评估工作的落实情况（5分）

指标说明：考核本医院牵头部门是否按照《行政事业单位内部控制规范（试行）》的要求以及单位内部风险评估制度文件包括但不限于风险评估实施方案或通知、内控手册风险评估章节中内控牵头部门赋予的工作职责要求开展工作。

评分标准：①牵头部门未组织开展风险评估工作得0分；②开展了风险评估工作但未出具风险评估报告得3分；③组织开展了风险评估工作并且出具了风险评估报告得5分。

佐证资料：风险评估实施方案或通知；风险评估报告；风险评估工作资料文件；风险评估底稿。

10. 内部控制执行体系有效实施（共27分）

（1）科室职能落实程度（5分）

指标说明：考核本医院科室是否按照制度或操作规程要求履行其职责。

评分标准：依据本科室在制度或操作规程中明确的职责，询问职责落实情况，某一项工作能提供完整的证明材料，未落实扣一分，扣完为止。本年度未发生业务不扣分。

佐证资料：经济业务归口科室的职责。汇总本年度履行职责的留痕记录，某一项工作能提供一类完整的证明材料。

（2）岗位职责落实程度（5分）

指标说明：考核本医院科室内岗位设置及职责在实际业务流程中的落实程度，岗位职责在流程执行过程中是否界定不清，是否存在岗位权限互斥情况。

评分标准：有一对不相容岗位未分离扣0.5分，扣完为止。不适用业务的不扣分。

不相容岗位（包括但不限于以下情况）如下：

①预算业务管理（预算编制与审核，预算执行与审核，预算执行与分析评价，决算编制与审核）。

②收支业务管理（支出事项申请与审核，支出事项审核与执行，付款审批与付款执行，开票、收款与会计核算，业务经办与会计核算，票据的保管与使用，严禁一人保管收付款所需的全部印章）。

③政府采购业务管理（采购预算编制与审核，采购需求论证与审核，招标文件准备与审核，采购合同签订与验收，采购合同验收与保管，采购支出事项和审核，采购业务与会计核算，采购执行与监督）。

④资产管理业务（严禁一人办理货币资金业务全过程，采购、资产验收与保管，固定资产采购的审批，验收与款项支付，固定资产配置/使用/处置的执行与审核，固定资产实物管理与固定资产核算）。

⑤建设项目（项目建议书、项目可行性研究报告编制与审核，项目概预算编制与审核，项目价款支付申请与审核，项目竣工财务决算与竣工审计）。

⑥合同管理业务（合同内容的拟定与审核，合同内容的审核与审批，合同的执行与监督）。

⑦药品管理（药品采购计划编制与审核，药品采购执行与采购验收，药品验收与保管，药品处置的执行与监督）。

⑧科研管理（科研项目申报与审核，科研项目执行与验收，科研项目执行与监督，科研重要事项调整与审核等）。

佐证资料：现场测试并获取各业务流程执行的留痕记录或过程性单据等实施证据

（3）业务流程及表单实际应用程度（10分）

指标说明：考核本医院业务流程的执行情况，以及所设计表单实际应用程度。

评分标准：对预算、收支、采购、资产、建设项目、合同、药品和科研管理等各业务环节的流程执行情况测试，分析评估操作规程中流程的实际应用程度，业务未发生或不适用流程不扣分。根据以下公式进行打分：

本指标实际分值 =10-（有问题流程个数 / 参与测试的业务流程总数 ×10）

有问题流程是指存在以下情况的流程（包括但不限于以下情况）：

①实际执行步骤与操作规程中梳理的业务流程步骤不符。

②实际授权审批与操作规程要求不符。

③实际业务流程没有相关表单及附件与操作规程要求不符。

④实际业务流程表单及附件不完整、不准确，该签字单据未签字等。

佐证资料：现场测试并获取各业务流程执行的留痕记录或过程性单据等实施证据。

（4）已固化业务模块信息化使用程度（7分）

指标说明：考核本医院已固化业务模块信息化使用程度，是否存在未按信息系统固化要求进行操作的情况。

评分标准：对已经固化的业务模块选取重要流程进行系统操作测试，分析评估是否存在未按信息系统固化要求进行操作的行为（包括但不限于以下情况），根据以下公式进行打分。业务未发生或不适用流程不扣分。

本指标实际分值 =7-（有问题流程个数 / 参与测试的业务流程总数 ×7）

有问题流程是指存在以下情况的流程（包括但不限于以下情况）：

①未按系统要求填写系统界面信息。

②未按系统要求进行审核审批并留痕。

③未按系统要求上传附件。

④未按系统要求时间节点执行操作。

⑤未按系统要求定期更新、备份和升级。

⑥未按系统要求保存密码。

⑦系统账号安全问题，比如工作账号是否存在一个账号多人使用；工作账号的权限配置是否经过申请和审批；工作账号的密码复杂度；是否定期修改密码；工作账号的人员调整后是否及时调整或清理等。

佐证资料：现场测试并获取各业务流程执行的系统截图等留痕记录。

三、中医医院内部控制评价

（一）内控评价实施前提条件和评价对象定位

中医医院内控评价工作必须同时满足以下两个条件才能使用前述指标体系

开展工作，这是开展内控评价工作的先决条件。具体见表6-6：

表6-6　内控评价工作的先决条件

评价对象定位	内控评价实施前提（同时满足）
中医医院	1. 已经建立了内控制度及业务操作规程并且正式发布实施 2. 执行期超过 3～6 个月，能够获取样本量执行测试程序

（二）评价程序

内部控制测评的程序分为两个阶段：

第一阶段为内部控制设计层面评价阶段。主要根据各科室提交的相关佐证资料并结合现场测评情况综合评估打分，评估和判定各科室在内部控制设计层面存在的缺失和缺陷，并提出管控建议。

第二阶段为内部控制执行层面测评阶段。以各科室发布的内部控制操作流程为依据，采用现场抽取实施证据，辅以询问、访谈等方式评估和判定各科室在业务管理过程中，是否按照内部控制设计层面内容严格执行，发现问题并提出管控建议。

（三）评价说明

中医医院内控指标体系适用于科室或业务模块、单位，具体如下：

1. 以科室或模块进行评价打分

医院各科室按照评价指标和评分说明，逐项提供佐证材料，按照评分标准要求综合评估打分。评分采用百分制，所有评价指标总分为 100 分，汇总各分项指标得分即为本科室或模块的评价得分。

评价得分 = 参评指标得分 /（100– 不适用指标分值）× 100

2. 对单位整体进行评价打分

第一种情况：在已对科室或模块进行打分的情况下，同一个指标之前针对各科室或模块评分，作为本指标单位整体内控体系测评表的打分底稿处理，依据评分标准综合评估确定该指标的最终分值。评分采用百分制，所有评价指标总分为100 分，汇总各分项指标得分即为本科室或模块的评价得分。

评价得分 = 参评指标得分 /（100– 不适用指标分值）× 100

第二种情况：直接对单位整体进行评价，逐项提供佐证材料，按照评分标准要求综合评估打分。评分采用百分制，所有评价指标总分为 100 分，汇总各分项指标得分即为最终的评价得分。

评价得分 = 参评指标得分 /(100– 不适用指标分值）× 100

（四）评价结论

为了考评医院各科室内部控制的有效性、内控执行情况的优劣度，开展内部控制评价并辅以奖惩问责挂钩来实现监督和督促的目的，促进内控体系的完善。我们建议按照内部控制评价等级标准（见表 6-7），将医院各科室评价分值分为 4 个区间范围并分别对应 4 档评价结论，使评价结论更加直观便于对外披露。此评价结论可作为后期各科室内控改进完善的依据，同时可作为内控考核的依据。

表 6-7　医院内部控制评价等级标准

评分区间	评价结论
90（含 90）–100	优
80（含 80）–90	良
60（含 60）–80	中
60 以下	差

第七章　内部控制管理持续改进

　　为了进一步提高医院内部管理水平，实现医院内部控制体系各业务领域内部管理与风险控制的"执行—评价—调整—执行"的迭代过程，形成稳定的长效的医院内部控制管理持续改进机制，根据财政部下发的《行政事业单位内部控制规范（试行）》（财会〔2012〕21号）、《财政部关于全面推进行政事业单位内部控制建设的指导意见》（财会〔2015〕24号）、《关于开展行政事业单位内部控制基础性评价工作的通知》（财会〔2016〕11号）、《行政事业单位内部控制报告管理制度（试行）》（财会〔2017〕1号）及四川省财政厅印发的《四川省省级行政事业单位内部控制建设指引》（川财会〔2015〕37号）、《四川省财政厅关于进一步推进我省行政事业单位加强内部控制建设的意见》（川财会〔2019〕46号）等相关规定，制定本章制度。

第一节　编报内部控制报告

　　行政事业单位内部管理组织结构具有层级化的特点，其内部控制报告重点应集中体现在单位层面与业务层面的重点业务事项和关键控制点，其报告质量水平的影响因素主要包含内部控制制度健全程度、内部控制重视程度、内部控制执行情况和内部控制报告编制水平等。因此，为规范医院内部控制报告的编制、报送、使用及报告信息质量的监督检查等工作，需建立健全相关管理制度和操作程序，明确职能职责，落实内控责任主体，优化内控队伍，规范编制内控报告，强化内控意识，以提高内部控制报告质量。

一、内部控制报告定义

本制度所指内部控制报告，是指医院根据每年财政部、四川省财政厅及上级行政主管部门关于内部控制报告编报通知与相关要求，结合上一年度内部控制体系建设实际情况，依据《行政事业单位内部控制规范（试行）》（财会〔2012〕21号）和《财政部关于全面推进行政事业单位内部控制建设的指导意见》（财会〔2015〕24号），按照《行政事业单位内部控制报告管理制度（试行）》（财会〔2017〕1号）规定编制的能够综合反映医院内部控制建立与实施情况的总结性文件。

医院内部控制报告是医院对社会公众负责任的表现，是对医院内部权力运行的制约与监督有效机制建立健全与执行情况的体现，是证明医院内部公正廉明运行相关管理机制和业务执行标准的合法依据，能及时、有效、准确地反映医院内部控制的真实情况，以便社会公众及相关管理部门更深入地了解医院内部控制建设现状与运行机制，实现更有效、更直接的监督。

二、医院内部控制报告编报原则

医院编制内部控制报告应当遵循下列原则：

（一）全面性原则

内部控制报告应当包括医院内部控制的建立与实施，覆盖单位层面和业务层面各类经济业务活动，能够综合反映医院的内部控制建设情况。

（二）重要性原则

内部控制报告应当关注医院重点领域和关键岗位，突出重点，兼顾一般，推动医院围绕重点开展内部控制建设，着力防范可能产生的重大风险。

（三）客观性原则

内部控制报告应当立足于医院的实际情况，坚持实事求是，真实、完整地反映医院内部控制建立与实施情况。

（四）规范性原则

医院应当按照财政部规定的统一报告格式及信息要求编制内部控制报告，不得自行修订或删减报告及附表格式。

三、医院内部控制报告编报各层级职责

遵循内控管理要求，医院内控管理工作实行内部控制建设领导小组领导下的决策和部门分工责任制。根据医院内部控制体系管理组织建立及职责分工情况，内部控制建设领导小组应当根据《行政事业单位内部控制报告管理制度（试行）》的要求，结合医院内部控制体系建立与运行的实际情况，明确相关内设机构、管理层级及岗位在年度内部控制报告编报工作中的职责权限，按照规定的方法、程序和要求，有序开展内部控制报告的编制、审核、报送、分析使用等工作，确保医院内部控制工作合规有效。

医院主要领导对医院内部控制报告的真实性和完整性负责。

医院内部控制报告编报工作实行四级管理，即决策、管理、执行、监督权责分离设置并有效运行。

（一）内部控制建设领导小组

内部控制建设领导小组是医院内控管理的决策机构，负责医院与内控有关的重大事项的决定。在内部控制报告编报工作中其主要职责为：

（1）指导和督促医院内部控制体系建设和运行工作的组织和实施。

（2）审定医院内部控制评估报告等相关报告。

（二）内部控制工作小组

（1）负责制定和完善医院内部控制与风险管理体系的管理制度、工作程序及相关标准和方法，并监督实施。

（2）配合中介服务机构对医院各阶段（风险评估阶段、内部控制体系实施阶段、成效推广阶段）所需要材料的收集。

（3）收集并向领导小组汇报医院内部控制工作各阶段实施情况，对内部控制方案实施过程中重大问题、本单位重点管控事项提交领导小组研究、决策。

（4）负责准备关于医院内部控制自我评估报告及其他年报需要披露的与内部控制有关的资料，并协调对外披露相关事宜。

（5）负责组织《内部控制管理手册》的编制及修订维护工作。

（三）各业务部门

（1）配备内部控制专（兼）职人员，负责本部门的日常内部控制工作，参与内部控制评估工作。

（2）在权限范围内进行风险识别、评估及运行控制工作。

（3）对业务流程的实际操作进行日常控制监测，以医院内部控制目标为准则，识别偏离目标的原因或现行体系与环境适应性方面的差距，找出需改进环节，制订行动方案并付诸实施。

（4）配合医院内部控制与风险评估开展检查与测试工作。

（5）收集、整理、统计、分析、上报其职能或业务领域内与内部控制相关的数据和报告。

（四）监督部门

（1）监督、检查和考核各职能部门贯彻、执行内部控制情况，评价内部控制与风险管理的健全性和有效性，并对存在的缺陷提出改进建议和措施。

（2）按照规定对内部控制报告的编报过程进行监督检查。

四、医院内部控制报告编报工作要求

（一）编报要求

每年接收到财政部门印发的关于内部控制报告编报的通知后，医院需根据当年内部控制建设工作的实际情况及取得的成效，以能够反映内部控制工作基本事实的相关材料为支撑，按照财政部发布的统一报告格式编制内部控制报告，经医院内部控制建设领导小组审批、相关主要领导签批后在规定的时间内向上级行政主管部门报送。

编报人员应当认真、如实编制内部控制报告，不得漏报、瞒报有关内部控制信息，更不得编造虚假内部控制信息；任何人不得授意、指使、强令相关人员提供虚假内部控制信息，不得对拒绝编造虚假内部控制信息的人员进行打击报复。

（二）报告内容要求

医院应当按照财政部每年发布的统一报告格式及指标要求编制医院内部控制报告，同时应从内部控制报告内容填报上体现医院内部控制特色化建设内容，主要从医院基础信息、单位层面管理机制建立健全及运行情况、业务层面制度流程体系建立健全及运行情况、内部控制信息化建设情况、医院内部控制建设总结分析等方面进行披露。

在编制医院内部控制报告过程中，编报人员需要对各项指标进行充分的解读，与实际建设工作与经济业务活动相对应，并整理在医院内部控制建设与业务执行过程中形成的各项过程性材料与结果性材料作为佐证材料。具体各项指标解读及佐证材料情况可参照以下内容（以2019年内部控制报告指标为现行标准）：

1. 单位层面内部控制情况

1）内部控制机构组成情况

（1）指标说明：根据单位关于成立内部控制领导小组、工作小组、牵头部门、评价与监督部门的制度文件填写。

（2）佐证材料：关于 XX 单位领导小组 / 工作小组成立的通知（涉及调整的情况需上传调整通知）、XX 单位内部控制建设实施方案。

2）内部控制机构运行情况

（1）指标说明：根据领导小组、工作小组、领导班子会议或培训召开的次数、集体决议事项数及"三重一大"制度要求填写，佐证材料数量应与召开相关会议的次数一致；单位内部控制风险评估开展情况及评估内容覆盖情况；风险评估的结果是否形成符合单位实际情况的风险清单，反映单位内部控制建设现状问题及改进措施；单位启动（首次开展）内部控制体系建设的方式与单位本年度内部控制体系建设的方式；单位是否开展内部控制考核评价，评价方式，评价内容、评价结果是否有效运用，评价发现的内部控制问题是否建立控制措施、整改措施执行情况及整改效果，如根据评价发现的问题，及时更新并实施内部管理制度以及完善内部控制信息系统等；根据审计报告、巡视及纪检监察报告等，以及整改文件及成果等内容填写。该指标仅考虑与内部控制单位层面及六大经济领域业务的相关监督结果与整改内容。

（2）佐证材料：会议纪要（领导小组会议纪要、形成决议的会议纪要、主要负责人参加的会议纪要、属于"三重一大"制度要求的决策事项的会议纪要；风险评估报告、风险清单；内部控制建设规划方案 / 内控建设项目合同；内部控制评价与监督制度、内部控制考核评价方案、内部控制考核评价报告（或检查报告）、已更新体系内容总结、领导干部选拔任用标准等；审计报告、巡视及纪检监察报告等其他外部监督报告以及内部控制更新成果。

3）权力运行制衡机制建立情况

（1）指标说明：明确六大经济活动业务领域内部控制的决策权、管理权、执行权与监督权的四权分离设置，明确分工，相互分离，分别行权，防止职责混淆，权限交叉；对涉及经济和业务活动的相关岗位，必须依职定岗，分岗定权，权责明确，防止岗位职责不清，设权界限混乱；对各管理层级和各工作岗位，依法依规分别授权，明确授权范围、授权对象、授权期限、授权与行权责任、一般授权与特殊授权界限，防止授权不当，越权办事；对重点领域的关键岗位，在健全岗位设置、规范岗位管理、加强岗位胜任能力评估的基础上，通过明确轮岗范围、轮岗条件、轮岗周期、交接流程、责任追溯等要求，建立干部交流和定期轮岗制度；单位是否对关键岗位或人员的业务活动进行专项审计；是否建立领导权力清单、部门职责清单和岗位责任清单；对重大行政决策事项，是否建立实施公众参与、专家论证、风险评估、合法性审查和集体讨论决定五个法定程序的决策机制。

2）佐证材料：各业务领域管理组织架构及职责制度内容、岗位职责说明书、分级授权制度、定期轮岗相关制度、内部专项审计制度、内部审计报告、领导权力清单、部门职责清单、岗位责任清单、议事决策制度等。

2. 业务层面内部控制情况

1）内部控制六大业务工作职责及分离情况

（1）指标说明：对内部控制关键岗位进行合理设置，明确划分职责权限，以保证相应的分离措施得以实施，形成相互制约、相互监督的工作机制；不相容岗位不相容职责进行合规且符合单位实际的分离，明确岗位及人员，且两个岗位为不同的人员。

（2）佐证材料：单位岗位职责清单、各业务领域岗位职责说明书等。

2）内部控制业务轮岗情况

（1）指标说明：如实填报关键岗位定期轮岗制度在六大经济业务活动中的运行情况。

（2）佐证材料：轮岗记录表等。

3）建立健全内部控制制度情况

1）指标说明：六大经济活动业务领域内控制度流程体系建立是否明确各业务环节的管理要求；是否根据内外部环境变化进行更新及更新的情况；是否为有效执行提供了相关保障。

2）佐证材料：六大经济活动业务领域内部控制制度、内部控制流程图及说明、更新说明（更新记录）等。

4）其他领域内部控制制度情况

（1）指标说明：是否参考六大经济业务活动的制度建设标准，其他业务领域内控制度流程体系建立是否明确各业务环节的管理要求；是否根据内外部环境变化进行更新及更新的情况；是否为有效执行提供了相关保障。

（2）佐证材料：其他业务领域内部控制制度、内部控制流程图及说明、更新说明（更新记录）等。

5）内部控制制度执行情况

（1）指标说明

项目支出绩效目标设定比例。"预算编制范围内全部预算项目数"，是指单位决算报表的《支出决算表》中支出功能分类科目的项级科目个数；"绩效目标申报项目数"，是指单位填报《项目支出绩效目标申报表》的项目个数。

预算执行及绩效运行监控程度。根据预算管理要求，单位应至少每月开展一次预算执行分析 / 绩效运行监控，因此"数据一"设定为 12 个月。"执行预算分析和绩效运行监控的月份数"指按月份统计的预算执行分析 / 绩效运行监控次数；该月份内单位开展预算执行分析 / 绩效运行监控，则计数为 1;同一月份内多次开展预算执行分析 / 绩效运行监控，也计数为 1。

项目支出绩效目标完成情况。"绩效目标申报项目数"，同上；"绩效评价完成项目数"，是指《项目支出绩效自评表》中项目绩效目标实际完成情况达到 90% 以上的项目个数。

非税收入管控情况。"应上缴非税收入"，是指单位决算报表的《非税收入征缴情况表》中纳入预算管理的非税收入合计数；"实际上缴非税收入"，是指单位决算报表的《非税收入征缴情况表》中纳入预算管理的已缴国库合计数。

采购合同匹配情况。"本年实际采购金额"，指本年单位预算批复中的政府采购预算金额和采购预算调整金额的合计数；"合同约定的本年采购金额"，指已签订采购合同中列示的需在本年内完成采购的项目金额。

采购验收管控情况。"本年实际采购金额"，同上；"已验收的采购金额"指符合政府采购业务管理内部控制制度中关于采购验收的要求，一般应由需求部门、采购部门、资产管理部门三方验收的采购项目金额。

资产账实相符程度。"年末总资产账面金额"，指单位决算报表《资产情况表》或单位国有资产报表中资产价值年末数；"年末资产清查总额"，指单位资产清查报告中统计的年末单位资产价值总金额。

固定资产处置规范程度。"固定资产本期减少额"，指单位国有资产报表《固定资产情况表》中本期减少的资产账面原值；"固定资产处置审批金额"，是指严格按照单位国有资产业务管理制度中规定的资产处置审批权限及程序，实际审批的固定资产处置金额。

项目投资计划完成情况。"年度投资计划总额"，指以预算年度为统计口径的项目计划投资金额；"年度实际投资额"，指本年度单位决算报表中基本建设类项目支出决算金额。

合同订立规范情况。"合同订立数"，指单位本年度签订的全部合同个数；"经合法性审查的合同数"，指在已签订的合同中，严格执行审核审批程序的合同，其中具有重大影响的合同需有法务人员参与审批并签字。

合同执行规范情况。"当期应完成合同数"，指按照合同签订要求，本年度内应完成的合同个数；"到期完成合同数"，指单位当期应完成合同总数中实际按期完成的合同个数，合同完成要以取得具体的合同成果验收证明为依据。

（2）佐证材料：项目支出绩效目标申报表、部门（单位）整体支出绩效目标申报表；预算执行分析报告、绩效运行监控报告；项目支出绩效自评表、重大预算事项统计表；非税收入征缴情况表；采购明细表、采购合同（采购合同台账）；采购验收记录表、采购验收报告；资产情况表、国有资产报表、单位年度资产统计报告、单位资产登记表、单位资产清查报告、资产处置审批单；投资计划表、项目概预算表、项目变更申请审批单、建设项目决算报表；合同申请审批单（已审核）、合同台账、合同验收证明。

3. 内部控制信息化情况

1）指标说明：本年单位内部控制信息化建设阶段与投入资金规模。如实填报信息系统建设阶段性成果及建设成本。

内部控制信息化建设方式。自行研发或是外部协助建设。

单位内部控制信息化覆盖情况。如实填报本年内部控制信息化建设在业务领域或工作模块全业务流程信息化的实现程度。其中，对于只具有报表填报或信息记录功能的系统（模块），比如预决算报表系统、国库集中支付系统、资产管理信息系统、内部控制报告填报软件等，难以实现内部控制管理要求，不属于内部控制信息化的范围。

本年单位基于制度更新的内部控制信息化建设改造升级领域。本年单位根据内部控制制度体系更新优化结果对原有内部控制信息系统进行改造升级的业务领域覆盖情况。

单位内部控制信息化模块联通。内部控制信息化系统各模块之间数据统一性，不同业务的系统模块之间的数据信息实现同步更新与实时共享的情况。

是否联通政府会计核算模块。本年内部控制信息化系统是否与政府会计核算模块联通或按照相同的运行标准进行操作设计。

2）佐证材料：内部控制信息化系统建设方案、内部控制系统建设合同文本、内部控制信息化系统更新／改造／升级方案、内部控制信息化系统更新／改造／升级合同文本、资金支付凭证等；内部控制信息化系统说明书、系统截图、新版本系统说明书及系统截图（调整内容）等。

4. 建设总结性内容

1）内部控制工作的经验、做法及取得的成效

指标说明：单位在建立与实施内部控制的过程中总结出的经验、做法，以及在各业务领域建立与实施内部控制后取得的成效。需要从风险评估工作，内控体系建立、健全、执行工作，内控信息化建设，监督评价，机制建设与运行等方面进行总结；以及现有的建设成果与成功经验在区域内、行业内有哪些推广价值。

2）内部控制工作中存在的问题与遇到的困难

指标说明：单位在建立与实施内部控制过程中出现的问题，单位在自我评价过程中发现的问题以及工作中遇到的困难，内外部评价与监督发现的与内部控制相关的问题。

3）对当前行政事业单位内部控制工作的意见或建议

指标说明：基于本年内部控制建设的经验及问题总结，单位对于推进行政事业单位内部控制建设的意见或建议，梳理内部控制建设的组织形式、基本方向、建设难点、行业或区域如何更有效推进整体建设等内容。

（三）监督审核要求

监督部门应当按照相关规定监督编报过程。

编报系统中内置了大量审核公式，编报人员填报完成后，应点击"全审"对全部勾稽关系进行审核，除了"核实性"错误外，不允许存在审核报错。

编报人员完成医院内部控制报告填报后，暂不上传，提交医院内部控制相关责任人进行内容审核。对医院内部控制报告审核应遵循以下标准：

（1）单位基本信息应与主管部门或同级财政部门登记信息保持一致。

（2）单位预算管理级次应与单位主管部门预算管理级次一致。

（3）单位实有人数应小于编制人数。

（4）单位2019年度支出总额应与决算报告一致。

（5）单位绩效目标设定应与主管部门或同级财政部门预算绩效管理情况一致。

（6）单位非税收入应与同级财政部门实收金额保持一致。

（7）单位采购金额应与主管部门或同级财政部门政府采购管理情况一致。

（8）单位资产存量和处置数量应与主管部门或同级财政部门医院内部控制管理情况一致。

（9）单位内部控制制度执行的量化指标不存在超过100%且无法合理解释的情况。

（四）报告应用要求

内部控制工作小组应当在内部控制建设领导小组的领导下加强对医院内部控制报告的使用，通过对内部控制报告中反映的信息、风险进行分析，及时发现内部控制建设工作中存在的问题，持续健全制度，提高执行力，完善监督措施，确保内部控制有效实施。

第二节 医院内部控制管理的优化完善

医院的内部控制是一个复杂的系统工程，在建立医院内部控制体系时，要充分结合医院本身的特点，更要在运行过程中针对关键控制点不断优化完善内部控制体系，这样才能使医院内部控制体系持续保持最佳控制效果。内部控制体系优化完善工作，不是凭空产生，也不是依靠个人的主观判断，必须基于医院内部控制管理内外部评价与监督，进行科学合理的结果应用并落实整改的工作过程。

一、医院内部控制管理优化完善相关要求

（一）《行政事业单位内部控制规范（试行）》（财会〔2012〕21号）（摘录）

第六十一条 内部审计部门或岗位应当定期或不定期检查单位内部管理制度和机制的建立与执行情况，以及内部控制关键岗位及人员的设置情况等，及时发现内部控制存在的问题并提出改进建议。

第六十二条 单位应当根据本单位实际情况确定内部监督检查的方法、范围和频率。

第六十三条 单位负责人应当指定专门部门或专人负责对单位内部控制的有效性进行评价，并出具单位内部控制自我评价报告。

第六十四条 国务院财政部门及其派出机构和县级以上地方各级人民政府财政部门应当对单位内部控制的建立和实施情况进行监督检查，有针对性地提出检查意见和建议，并督促单位进行整改。国务院审计机关及其派出机构和县级以上地方各级人民政府审计机关对单位进行审计时，应当调查了解单位内部控制建

立和实施的有效性，有针对性地提出审计处理意见和建议，并督促单位进行整改。

（二）《关于全面推进行政事业单位内部控制建设的指导意见》（财会〔2015〕24号）（摘录）

已经建立并实施内部控制的单位，应当按照本指导意见和《单位内控规范》要求，对本单位内部控制制度的全面性、重要性、制衡性、适应性和有效性进行自我评价、对照检查，并针对存在的问题，抓好整改落实，进一步健全制度，提高执行力，完善监督措施，确保内部控制有效实施。

加强监督检查工作，加大考评问责力度。监督检查和自我评价，是内部控制得以有效实施的重要保障。单位应当建立健全内部控制的监督检查和自我评价制度，通过日常监督和专项监督，检查内部控制实施过程中存在的突出问题、管理漏洞和薄弱环节，进一步改进和加强内部控制；通过自我评价，评估内部控制的全面性、重要性、制衡性、适应性和有效性，进一步改进和完善内部控制。同时，单位要将内部监督、自我评价与干部考核、追责问责结合起来，并将内部监督、自我评价结果采取适当的方式予以内部公开，强化自我监督、自我约束的自觉性，促进自我监督、自我约束机制的不断完善。

（三）四川省财政厅《关于进一步推进行政事业单位内部控制建设的意见》（川财会〔2019〕46号）（摘录）

坚持内部控制基本原则。各行政事业单位在建立和实施内部控制过程中，必须遵循"全面性、重要性、制衡性、适应性"的基本原则，要在原则指引下，结合实际，发挥主观能动性，开展内部控制建设并组织实施。同时还要与单位规模、业务范围和特点、风险水平及所处具体环境等相适应，并随着内外部环境变化及时加以调整和完善。

开展内部控制自我评价和监督。内部控制的评价和监督是保证内部控制建设得以开展并有效实施的重要环节。单位负责人要指定专门部门或者专人负责对单位内部控制的设计有效性和运行有效性进行评价，并出具内部控制自我评价报告。年度终了，要按照行政事业单位内部控制报告编制要求，编报内部控制年度报告。通过对评价报告及年度报告的结果分析，发现内部控制缺陷，采取有效改进措施，实现内部控制体系的持续优化。单位要建立健全内部监督制度，要根据监督与执行相分离的基本原则，明确各相关部门或岗位在内部监督中的职责权限，规定内部监督的程序和要求，对单位内部控制建立与实施情况进行内部监督检查，及时发现内部控制存在的问题和缺陷并加以整改。

二、医院内部控制管理优化完善的必要性

（一）内部控制的设计和运行受制于成本原则

在一个系统的管理活动中，一项活动的收益必须大于其成本。一项业务活动的成本和收益，会影响内部和外部管理者的决策。其他控制原则、相关性原则、适应性原则及灵活性原则等管理原则同样会受成本效益原则的影响。成本小于效益，是任何理性的管理活动都必须遵循的原则。医院内部控制体系在设计和运行过程中，往往容易受传统的成本管理原则的影响，强调节约和节省，而忽略成本与效益在管理活动中的平衡关系，影响医院内部控制体系设计有效性和运行有效性。因此，医院内部控制体系往往在运行过程中发现诸多需要进一步优化完善的问题。

（二）内部控制因非常规事项而不适用

目前医院大多都制定比较健全的收支管理制度、采购管理制度、资产管理制度、建设项目管理制度、合同管理制度等相关管理制度，并且每种管理制度都是相对独立，内部控制环节缺乏紧密联系，内部控制的信息与沟通条件尚欠缺。内部控制业务领域的建设往往基于医院现行的内部管理资料与实际业务执行信息，符合医院当前的管理环境和业务环境，对已经发生及经常发生的业务事项往往有较好的管控效果，但对未开展过的业务活动无法有效地从业务风险、职能职责、关键业务流程来进行管控，从而影响整体管理与控制水平。因此，一次设计好的内部控制体系并不是完全解决医院遇到的所有问题，需要在后续内部控制健全工作中根据"岗责人"最佳的匹配情况来优化完善非常规事项。

（三）内部控制可能受人为主观因素影响

当前许多行政事业单位建立了内部控制管理体系，但实际的内部控制体系运行效果不好，往往存在执行不到位的问题。分析原因，除了设计层面存在设计不达标、不符合实际的情况外，影响执行效果的往往是内部人为主观因素。另外，由于医院组织层级跨度大，业务部门庞杂，再加上人员素质的不稳定和内部环境的复杂，在一定程度上影响了内部控制制度的执行和落实。有些医院管理层对内控认识不到位，缺乏内控理念，思想观念上对内部控制工作的忽视和误解，使医院内控工作缺乏统一领导、统一部署，得不到应有重视，导致医院内部控制体系建设滞后的主观因素，也使得医院内部控制管理的作用难以发挥。因此，在内部

评价与监督工作开展过程中，也需要关注是否有人为主观因素在影响医院内部控制效果，并且在优化完善过程中针对性整改。这也是医院内部控制优化完善的重点关注内容之一。

（四）内部控制因经营环境、业务性质的改变而减弱或失效

医院内部控制体系不是一成不变的体系，需要根据医院实际建设和运行情况，不断通过评价与监督工作进行优化完善，这也是为什么我们常常说内部控制建设工作永远在路上的原因。内部控制体系的设计和运行往往受到医院内外部环境变化的影响，需要基于外部政策要求、内部经营环境、内部职能职责等影响因素变化情况，评估当前内部控制体系中已经失效或管控力度减弱的内容，并进行针对性优化完善。

三、优化完善具体措施分析

（一）加强评价与监督

内部控制是整体管理的有机结合。建立一个科学合理的评价与监督机制，包含外部评价与监督结果应用、内部自我评价与监督机制运行及结果应用。医院应单独设置内部控制评价与监督部门，责任落实到人，并充分发挥医院内部审计、纪检部门的职能作用，建立联合评价与监督机制。

根据公立医院自身的特点，遵循风险导向原则，建立完善医院风险评估管理机制。风险评估在医院内部控制管理中具有非常重要的作用，强化医院内部控制管理体系建设，结合医院经营管理的实际情况来建立系统的风险评估机制，定期重点针对医院的单位层面和业务层面风险，综合运用多种风险识别方法，采取定性分析和定量分析相结合的方式，对医院可能出现的风险问题进行全面分析，并有针对性地制定风险应对策略，最大限度防范风险问题的发生。针对内部控制的执行效果建立评价指标体系，通过对内部控制单位层面和业务层面设计与执行有效性进行衡量和评估，对医院内部控制建设现状和业务管理状况进行综合评价，以判断医院内部控制业务操作方面是否存在需优化完善的问题。

设立有效审计监督机制。对内部控制的行为和过程、涉及的财务数据等工作内容，建立完善的监督审查体系，有效地对医院的业务活动和日常管理进行监督和规范，以降低风险发生的概率，使整个医院能够在相对平稳的环境中发展，并充分发挥内部审计部门的监督作用。

强化落实外部评价与监督结果应用。外部评价与监督：上级财政等主管部门

开展的内部控制专项监督检查、年度内部控制报告编报等工作都会形成专项年度缺陷的评定和内部控制评价报告，医院应当将评价报告中认定的不足和缺陷作为下一阶段开展内部控制体系建设工作推进的切入点与整改落实的关注重点，从而促使内部控制体系的不断完善。

（二）强化内部管理意识

为保障内部控制体系运行效果与持续性，医院需建立科学、合理的内部控制管理组织结构，提高医院领导层、管理层及广大员工对内部控制的认识。医院应针对国家相关政策、单位内部控制制度、内部控制将实现的目标和采取的措施、内部控制评价与监督实施及结果应用、各责任部门及责任岗位在内部控制建设过程中的责任等内容进行专题培训，将内部控制管理与优化完善的宣传持续贯彻在整个建设过程中，确保内部控制体系长效发挥作用。

医院领导和决策人对内控制度的态度是影响内控制度顺利实施的关键因素。内控制度的建立、内控机构的设置、内控评价人员的选择和使用都需要得到医院领导和决策人的支持和鼎力相助。因此，医院领导和决策人应充分认识到在医院实施和执行内控制度的重要性，带头执行内控制度这样才能保证内控制度，在医院得以实施。

强化医院内部控制管理意识。在医院的经营管理方面，应该强化内部控制管理意识，进一步建立完善医院内部的工作机制，尤其是在决策机制、执行机制、监督机制等方面进行改进优化，并在医院内部建立完善内部控制管理氛围，动员医院内部各个部门各个岗位共同参与到内部控制管理体系之中，确保医院内部控制管理各项活动的正常实施。

（三）提高内部控制信息化建设水平

医院管理信息化的建设水平不断提升，信息化应用也越来越广泛，但由于没有一套全面的、一体化的信息管理系统，在运营管理中各自为政，互不兼容，导致了数据之间不能及时共享，核算不及时、不完整等情况，不能为管理层制定决策提供有效的数据支撑。因此，提高医院内部控制管理效率，还应该注重充分利用信息系统来提高内部控制管理效率。医院可以建立统一整合的信息平台体系，通过平台进行信息沟通和披露，使领导层充分了解医院运营市场的最新动态，使共享服务平台按制度的权责体系有条不紊地运作，逐步实现数据在医院收集、共享和利用，并及时发现需要优化完善的内容，通过更新改造升级，使内部控制信息化作用正常发挥。

第三节　医院内部控制管理标准化

一、医院内部控制管理标准化的定义

医院内部控制管理标准化是指依据国家、省、卫健行业内部控制管理与建设要求，针对医院的经济活动业务及特色业务，基于行政事业单位内控规范的理论框架，通过梳理、解构、整合相关政策要求与行业先进经验为主要方法，以管理领域中的重复性事物为对象而开展的有组织的制定、发布和实施医院内部控制标准与实践标准的工作过程。

二、医院内部控制管理标准化的特点

医院内部控制管理标准化是在参考了管理标准化相关法律法规、制度政策的基础上，合理运用内部控制管理标准与方法及现代化管理的新方法，注重实际应用的可操作性和实用性，使其更加符合当前国家治理体系和治理能力现代化发展趋势。主要特点如下：

（一）目标明确

通过建立医院内部控制管理标准化体系，明确管理组织、管理标准、职能职责、业务标准、岗责配置，达到保障履职、配置科学、使用有效、处置规范、监督到位的目标。保障履职，指充分发挥内部控制在权力运行制衡和履行职能方面的基础管理作用，有效保障医院各项业务规范运行的需要；配置科学，指通过内部控制体系建立健全，优化岗责人配置，使医院权责体系更加科学合理；使用有效，指医院内部控制管理制度建立后，通过不断地优化完善，逐渐规范化、标准化，使医院各项经济活动得到有效管理和风险控制；监督到位，指建立全方位、多层次的医院内部控制监督体系，事前监督、事中监督、事后监督相结合。

（二）层次合理

医院内部控制管理标准化体系分为两个层次：第一层为医院内部控制建设标准，包括六项经济活动业务流程标准、医院特殊经济活动（如药品、科研等）业务流程标准、医院内部控制分阶段评价标准；第二层为医院内部控制标准实践，包括医院内部控制建设与实施阶段划分、基于医院内部控制标准的实施，推进措施落地执行，包括"全员参与，标准引导，评价督导，分段推进"等关键措施的设计与协同应用。整个体系在各自层次上既独立又相互关联，应用标准是建设标准的统领，指导建设标准的收集和制定；建设标准是应用标准的基础，支撑应用标准的贯彻落实，体系内部保持高度的协调统一。

（三）立足实际

医院内部控制管理标准化体系的建立要从实际出发，充分考虑主客观因素，建立既相互衔接又有效制衡的工作机制和业务流程，着力构建更加符合医院管理特点和业务特点的管理与运行体系，使其具备可行性和可操作性。同时，标准化体系的建设还应有一定的超前性，以便引导机制创新和方式改革，推动医院内部控制管理工作的进一步优化。

（四）动态管理

医院内部控制管理是一个不断改进的过程，处于不断变化之中。随着医院内部控制管理水平的不断规范和提升，经验不断总结和推广，标准化体系也将不断改进和完善。因此，在构建医院内部控制管理标准化体系时，需采取较为开放与灵活的结构，便于在实施过程中，及时查漏补缺，持续改进，保证可持续发展。因此，推进医院内部控制管理标准化建设是一项长期的复杂的系统性工作。

三、医院内部控制管理标准化体系编制职责

为有效落实医院内部控制管理标准化体系编制工作，基于统筹管理、协调推进的建设原则，医院内部控制标准管理组织架构实行三级管理，即决策机构、管理机构、执行机构。成立医院主要领导为组长的标准化管理小组，负责标准化体系编制与优化完善过程中重大事项的决策；管理小组下设办公室，主要负责标准化体系编制与优化完善工作的推进、督促、组织协调、支撑等；各业务部门具体执行内部控制管理标准化体系的各项制度、流程标准、评价标准，并报告标准化体系实施运行情况。

（一）标准化管理小组

（1）贯彻国家标准化工作的法律、法规、方针、政策和有关强制性标准。

（2）确定与方针目标相适应的标准化工作任务和目标，确定标准化实施人员及职责，审批标准化工作规划、计划和标准化活动经费。

（3）审核内部控制体系管理的重大方针、政策、规章制度及相关业务流程。

（4）指导和督促标准化体系建设和运行工作的组织和实施。

（5）审议标准化体系初稿，审定终稿。

（6）鼓励、表彰为标准化工作做出贡献的单位和个人，对不认真贯彻执行标准，造成损失的责任者，进行惩戒。

（7）决定与标准化体系有关的其他重大事项。

（二）标准化管理办公室

（1）组织实施标准化体系中的国家标准、行业标准、地方标准。

（2）负责拟订具体实施计划，并组织拟订、修订内部控制标准，建立整套标准化体系。

（3）负责收集内部控制管理标准化体系编制需要依据的相关标准和方法，并监督实施。

（4）收集相关的国内外标准资料，建立标准档案，统一管理标准化资料。

（5）组织标准化基本知识的培训教育，组织宣贯、培训、学习标准化体系内的标准。

（6）组织对标准进行复审。

（7）总结标准化工作经验。

（三）各业务部门

（1）贯彻标准化方针、政策、法律、法规。

（2）配备标准化专干人员，负责本部门的标准化工作。

（3）组织本部门员工学习标准化知识和相关的法律法规等。

（4）组织实施与本部门工作有关的标准，并在运行过程中报告运行情况。

四、标准化体系编制程序

（一）标准资料的收集与管理

1.资料收集的范围

标准化体系编制所需的资料涉及两个大类，需要在前期收集齐全。一类是国家和地方有关标准化法律、法规、规章和规范性文件，包括在服务、管理等方面所需的现行有效的标准文本；国内外有关的标准化期刊、出版物、专著等；其他标准化信息资料。一类是标准资料的收集，包括购买出版发行的标准；索要相关的标准；外出学习、考察、出席会议等活动收集的标准资料等。

2.标准资料的管理

标准资料应按照要求进行整理、编目，及时更新，保持标准的时效性。及时、正确掌握标准发布、修订、更改、废止的信息和资料，并尽快反馈到标准化管理办公室。使用的标准可根据需要，按规定进行分类汇编成册。收集到的各项原始文档，需要初步阅读整理，确保文档内容与文件名称一致。通过对所有资料的解读和分类整理，进行分类放置且不要重复放置，便于使用。整理过程中，如有存在特殊情况的文件资料需要提供单独的说明文档，新提交收集的文档需明确存放位置，并说明对应之前的哪一个文档及增加、部分修订或替换关系。

（二）标准化体系的制定、修订与作废

1. 医院内部控制管理标准化体系编制

标准化体系的编制应符合 GB/T 13016 的规定。

在开展标准化工作中明确以业务流程和经济活动控制为主要对象的工作思路，围绕内部控制要求，持续推动在岗位设置、权责分配、业务流程方面形成相互制约、相互监督的内部控制管理机制，以标准化手段促进工作效能的提升；落实经济业务活动的归口管理和监督职责，梳理优化业务流程，完善各项经济活动内部管理制度，构建一套系统的内部控制标准化体系。

在标准化体系编制过程中应坚持标准引领，以顶层设计、发挥标准的可操作性和不断适应工作发展需要为要义，对比国际国内相关标准，运用标准化工具，融入已经建立的制度体系和日常形成的管理规则。编制的经验与成果可总结形成可复制、可推广的试点经验，为医院行业推进相关工作提供有益借鉴。

2. 医院内部控制管理标准化体系修订

标准化体系应根据内外部环境中相关影响因素的变动情况及时修订。标准化体系的修订应严格控制，严格按规定程序进行。操作程序为需求部门提交修订申请，经标准化管理小组办公室审核后，由标准化管理小组做出批示，最后反馈到标准修订需求部门，由标准化管理办公室组织相关人员进行修订。修订相关材料应附于原标准文本的最后，以备查阅。当对标准修订篇幅较大或要作重大修订时，宜对该标准进行修订换版。

标准化体系的修订分为标准体系的修订与标准内容的修订。

1）当出现下列情形时应对标准化体系进行修订：

（1）体系内某个标准作废。

（2）增加标准数量。

（3）减少标准数量。

（4）部门提出充分理由的修订要求。

2）当出现下列情形时允许对标准进行修订：

（1）标准由于编辑、校对等方面出现差错。

（2）标准中部分内容不切合实际。

（3）标准中内容与其他相关标准有冲突。

（4）有关单位提出充分理由的修订要求。

3. 作废

标准的作废应严格按规定程序进行。由需求部门提交作废申请，经标准化管理小组办公室审核后，由标准化领导小组做出批示，最后反馈到各业务部门进行统一作废处理。

标准作废的条件如下：

（1）新标准发布代替旧标准。

（2）其他原因。

（三）标准宣贯培训

标准化体系定稿后，组织专项培训宣传活动，讲解标准化体系基础知识、标准化业务知识、标准化法律法规及规章办法、制定的相关标准、运用说明等内容。

（四）标准实施与持续改进

（1）医院内部控制管理标准化体系正式发布后，各部门应严格贯彻执行。执行过程中发现影响执行持续性、执行效果、执行目标等问题，应按照规定程序报告反馈。

（2）建立健全医院内部控制管理标准化体系改进机制，通过"评估—改进—运行"的循环式管理工作，保障标准化体系的有效性和延续性。标准化管理办公室应当定期或不定期评估医院内部控制管理标准化体系运行情况，及时发现存在的问题并提出改进建议。涉及标准化体系修订的问题，按照相关规定程序执行。

第八章 医院内部控制信息化建设

第一节 医院内部控制信息化建设目标

随着财政体系改革的不断深化，财政部颁发的《行政事业单位内部控制规范》已经进入全面实施阶段，并将内控信息化纳入行政事业单位内控报告制度的重要考核指标。如何确保医院内部控制规范体系有效落地，如何通过内控信息化建设促进和提升全员"以预算为主线，资金管控为核心"的内部控制规范体系建设的管控理念，达到财务管理全面升级的目的，如何创新管理方法和手段，借助先进的信息管理系统吸收和消化因为管理标准和要求提升而产生的工作量，确保管理目标可行、可操作，是当前医院内部控制建设研究的重要课题之一。内部控制信息化建设以资金安全为目标、以业务需求为导向、以应用为核心，"抓重点、补短板"，按照"顶层设计，互通共享，安全可靠，深度应用"的原则，"实用、好用、管用"的要求，统一领导、统筹规划、顶层设计、分步实施，实现"以机器换人力、以智能增效能"的内部控制信息化建设目标。

一、总体目标

通过内部控制信息化建设，一体的闭环管理内控系统的系统功能符合行政事业单位内控"以预算管理为主线、资金管控为核心"的理念，实现经济业务活动的内控管理，覆盖预算控制、收支管理、项目管理、采购管理、合同管理、资产管理等主要的经济活动业务领域，确保预算编制的科学性、合理性，做到"事权与财权相匹配"，实现单位内部预算的申报、受理、审核、批复等工作有效衔接，为单位事业发展提供经费保障。内置内控风险点的管控规则，强化预算约束力，实现各种经济活动事项的网上审批、报销的预算控制、流程控制、标准控制、权限控制以及单据控制等，减少人为因素干扰，避免超预算、超标准、超范围支出行为的发生。

二、应用目标

（一）内控框架固化

通过对外部政策梳理解构，明确单位内部控制的框架体系，落实业务领域、业务环节的划分，明确单位内部控制流程目录。稳定内部控制框架后通过系统功能模块及菜单设计实现完整内控框架体系的固化。

（二）流程体系固化

根据外部政策要求及单位管理要求落实内控制衡原则，通过流程控制的方法梳理单位管理完整流程控制体系，明确各个管理流程的衔接及边界，稳定控制逻辑，形成单位管理控制流程全景图。

通过可视化流程引擎，完整固化单位管理控制流程体系，实现经济业务全程可控。

（三）控制场景固化

通过系统性梳理，明确单位每一个管理控制流程的细节和内容，确保管理控制要求做到人、岗、责匹配。

通过可视化流程引擎及强大的协同管理功能实现各类管理流程的固化，并根据管理要求的变化而自助化维护调整。

流程仿真：可以完整模拟流程运行过程包括分支条件和控制规则匹配等要求，实现智能流转和自动运行，一键检验流程配置细节，为自助式实施保驾护航。

环形流程：根据控制规则判断节点控制要求，实现自动回退到指定节点，使控制更精细、管理更智能。

（四）协同机制固化

根据单位管理职责分离及协同高效等内部控制要求，梳理稳定单位各个决策层级的辅助决策机制和跨职能协同机制。

通过智能流程引擎，在流程控制中固化辅助决策机制（专题会等辅助决策机制）和跨职能协同机制（自动分支、转发、关联）等协同策略，在强化流程控制的同时提升组织内部跨职能协同效率。

（五）控制要求固化

通过系统梳理制度要求、流程说明、风险控制措施等管理控制要求和规则，稳定单位内部控制要求及控制依据，确保过程控制依法合规。

通过控制要求这一管理功能，对管理控制要求及规则进行统一管理和维护，确保单位管理控制全程控制要求的落实。

通过系统参数管理功能对定量控制规则进行统一管理和配置，确保强制控制规则严格执行。

（六）控制措施固化

通过对管理控制要求对应的控制措施进行梳理，明确控制的具体措施，并通过管理系统对对应的管理措施进行固化。

（七）辅助决策支撑

基于中医医院的内部控制业务标准，梳理业务规范和数据规范，并通过信息系统业务的执行规范，保障数据的及时、真实、准确，为领导提供有效的决策辅助。

第二节　医院内部控制信息化控制特点

一、全员管理

内部控制管理作为一种方法，实施的要义就在于这种方法被全员所理解，并变成大家的一致行动。内部控制信息化系统作为践行内部控制管理方法体系的有效载体，秉承内部控制的方法，通过内部控制活动全流程信息化固化，实现全员管理。

二、关口前移

按照先定事，后定钱，事与钱匹配的职能交叉处理原则，将预算管控的关口前移至定事环节，厘清控制源头，实现真正意义上的"关口前移"。

三、协同高效

依据内部控制方法体系要求，在解决制衡与合规的基础上，实现厘清跨职能协同边界的刚性制度管理，与有效协同机制的柔性管理相结合，不断优化流程管控，提高协同事项处理效率和资金使用效果。

四、精准控制

按照管钱和管事的不同要求和单位管理现状的要求，确定关键控制节点，并将每个节点上的控制要求落实到具体人员，实现"精准控制"。

五、自助实施

通过可视化流程、流程仿真及基于业务标准集成的管理控制审批流程，可以通过简单的增加减少，与单位管理现状的自助式全流程内部控制。

六、开放标准

基于平台化的数据规范标准，实现数据规范共享，解决与外部系统的对接，并逐渐适应各种整合实施系统。

第三节　医院内部控制信息化系统设计理念

一、总体设计理念

内部控制信息化系统融入内部控制方法论，基于业务标准，形成业务规范，固化流程应用，嵌入流程控制要素和控制要求，应用"业务标准和数据规范驱动"的方法，为组织结构相对复杂的单位管理系统建设、多个信息系统数据打通和数据整合应用，提供有效的技术支撑和管理抓手。满足外部政策要求，降低履职不确定性，保证业务活动、经济活动和权力运行依法合规，进一步提升资金的使用效率。利用成熟的技术规范，使系统具有良好的跨平台性，保证系统的稳定性和可靠性；集开发环境、系统测试、项目开发管理、运行维护于一体，支持当前主流开发技术和开发工具；财务及与财务相关的基础数据信息通过基础数据管理系统平台进行统一规划设置与控制，实现统一组织架构、统一业务规范、统一基础数据、统一权限管理、统一门户集成，构建财务业务数据中心，通过本财务业务数据中心统一进行维护和管理，并能控制核算单位各账套增加、修改和删除基础资料，以及增加下级明细基础资料信息，实现基础数据信息资料的规范统一和共享。

内部控制信息化系统总体框架如图 8-1 所示：

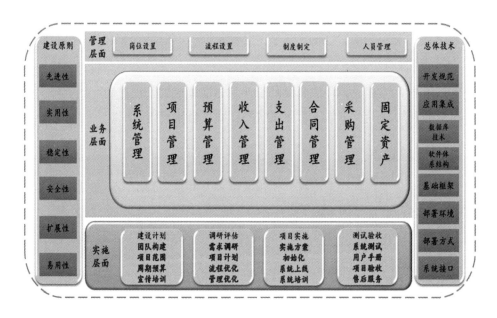

图 8-1 医院内部控制管理系统总体框架

（一）技术架构设计

技术架构设计上采用成熟、可靠的应用模式，实现应用系统表示逻辑与业务逻辑的分离，有利于系统的开发与维护，能够提供丰富、及时响应的用户界面，便于操作人员方便快捷的操作。

根据上述业务需求，结合平台的特性要求，在设计时采用先进的、稳定的技术架构，将用户界面、业务逻辑与数据资源进行分离。三个层次可在不同平台下协作应用。

技术架构如图 8-2。

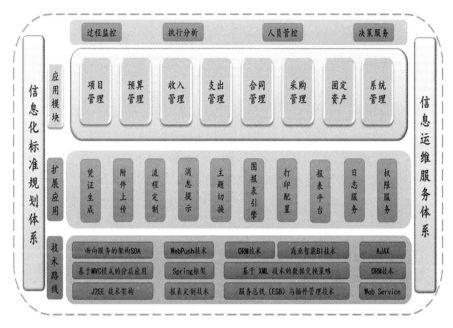

图 8-2 医院内部控制管理系统技术架构

（二）数据库结构设计

系统采用关系数据模型，按适用性的原则，需支持 MySQL、Oracle 等主流数据库。数据结构包括应用支撑数据、业务数据、综合应用数据。系统各功能模块及各会计年度的所有数据集中存储在数据库（Microsoft SQL Server 或 Oracle）的一个库中。具体数据模型见图 8-3。

（三）应用模式设计

基于 B/S 采用成熟、可靠的应用架构模式，实现应用系统表示逻辑与业务逻辑的分离，有利于系统的开发与维护，能够提供丰富、及时响应的用户界面，便于操作人员方便快捷的操作，具有良好的实用性和易用性。

采用结构化、模块化、可视化技术，屏蔽底层技术细节，将数据、流程、业务封装为可视化部件，使用户看得见"软件"，易于实现工作流变更、数据要素变更等，从而快速响应财务和内控业务的变更。

客户端通过浏览器自动下载或更新，不需要人工进行安装与配置，实现客户端免安装、免维护，同时支持多种主流的浏览器。

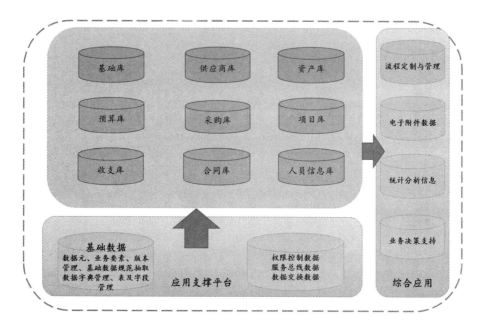

图 8-3　医院内部控制管理系统数据库结构

系统内各业务功能模块之间无缝衔接集成使用，不受系统实施模块内容与时间变化而影响业务扩展应用，以满足总体规划、分步实施的要求，同时系统支持2019 年财政部发布的新政府会计制度。

（四）接口设计

接口设计方面，系统需具有良好的扩展性，可根据项目建设需求提供标准的数据接口与其他现有系统（人事系统、HIS 系统、HRP 系统）实现数据集成。同时具有良好的适应性，能根据其他系统提供的接口与对方系统实现数据集成，实现数据的共享利用。

（五）流程可定义设计

在业务流程实现上，采用工作流技术，对业务处理、审核审批流程及各操作步骤进行抽象、概括、描述，支持动态业务流程建模，运用工作流管理系统（WFMS）去定义、执行和管理工作流，协调工作流执行过程中工作之间以及群体成员之间的信息交互。

能实现对工作流模型的定义和维护，不仅支持顺序流程的流转，而且支持分支、并行、子过程等，在分支上可以定义条件，实现按条件自动流转，支持自动业务办理，可实现图形化拖拽式流程配置。支持业务规则与业务流程相互独立，能动态实现业务规则的制定和共享，支持单据审批流程的跟踪功能。

二、非功能性设计理念

（一）系统网络架构

利用现有网络环境，集中部署数据库服务器、应用服务器、备份服务器，并在各服务器上部署操作系统、数据库系统、应用中间件软件、相关应用支撑软件。各级、各类用户可通过浏览器直接访问部署在应用服务器上的内控信息化平台来完成网上预算管理、收入管理、支出管理、项目管理、采购管理、合同管理系统等业务工作。

系统网络架构如图 8-4。

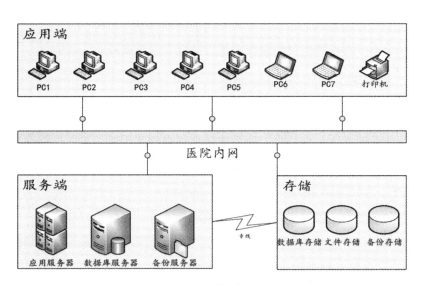

图 8-4　系统网络架构

（二）系统运行环境

系统支持本地、私有云、专有云等不同的系统运行环境，在现有固定的网络和硬件的基础上访问应用程序的数据，提高系统性能及响应效率。采用集中式部署模式，在指定地点内网集中部署所建信息化系统，为业务科室人员（经办人、科室领导）、维护管理员用户提供系统的集中部署和管理应用服务。

（三）精度设计

系统中所有资金金额对计算结果要求精确到分，计算过程中要求精确到0.01元。

（四）信息安全要求

保障内控信息化系统安全，规范和加强以身份认证、授权管理、责任认定等为主要内容的信息安全体系建设。必须达到以下三个要求：

1. 确保资金运行安全

系统通过设置合理的审批环节，层层严格控制把关，保证资金按照法定科目、用途、支出口径和方向进行预算合理编制及资金安全使用。

2. 确保系统权限安全

系统有严格的权限授权和级次控制机制，确保系统用户只能在规定的岗位上操作规定的业务环节和浏览规定的业务数据。

3. 确保系统数据安全

系统有严密的数据加密体系和安全访问控制体系，以确保系统运行中的数据安全。保证不会因系统自身的错误而使数据遭受破坏或被非法获取。

三、经济性与实用性设计理念

采用轻量级技术，降低平台运行开销，增强操作响应速度。同时充分考虑财务和内控业务的实际工作特点，使系统具有很强的实用性。系统性能设计应满足以下要求：

（一）系统可靠性

在高负荷状态下能提供 7×24 小时的可靠服务，系统运行稳定。

在容量到达规定及超出规定的极限时，系统不崩溃、异常退出和数据丢失。

（二）系统容错性

提供数据有效性检验功能，对无效数据给出简洁、准确的提示信息；提供数据一致性校验机制；识别和屏蔽可能引起系统崩溃、异常退出的用户输入或用户误操作，并给出提示。

（三）系统响应时间要求

主要功能在单点操作下响应时间在 5 秒之内；典型功能在业务峰值情况下，响应时间在 15 秒之内；单服务器端接收上传文件的吞吐量低于 100M bit/s，具体视服务器参数而定。

（四）系统资源特性

CPU 平均利用率不高于 75%，并且进程运行队列不大于 3；内存利用率不高于 70%，内存队列趋于零；最繁忙的磁盘 I/O 利用率不高于 50%，每个磁盘的请求队列不大于 1。

四、稳定性设计理念

应从系统架构、数据架构、技术措施、设备性能等方面进行稳定性设计，提供简单的维护机制和技术手段，使系统具有较强的免维护能力、一定的故障分析能力、快速的容错恢复能力，从而确保系统长时间稳定运行，业务办理成功率达到 100%。在部署系统时，采用冗余备份策略有效地避免单点故障。同时，通过建立完善的数据库双机备份和灾难恢复机制，应用集群和负载均衡机制，最大限度地减少故障的可能性和潜在风险。此外，通过优化系统性能，增强流程处理、数据传输、数据查询等关键业务的并发响应能力，来保证系统能稳定、可靠地运行。

五、安全性设计理念

内控系统涉及单位的财务和内控核心业务，具有大量保密信息资源，对安全性要求较高。因此，在设计和实施过程中将充分考虑安全性管理，以及整个系统运行的安全策略和机制，严格管理用户权限及相关安全体系，根据不同的业务要求和应用处理，设置不同的安全措施。

系统安全性表现在：网络安全性、系统安全性、应用安全性、功能安全性、数据安全性五个方面，系统在设计时充分考虑了这五个层面。系统使用自动更新、故障恢复机制来保证应用安全性，并通过用户权限系统来保证功能安全性，采用完善的数据备份与恢复技术来保证数据安全性。

六、开放性设计理念

系统的建设严格按照国家、地方和行业有关的标准和规范，如空间数据的分层编码、数据的质量、元数据标准等。

应设计合理的应用软件架构及其分层体系框架，支持多种操作平台、数据库、中间件、应用支撑软件，在不同运行环境条件下的业务运行平台。

利用统一的数据交换标准规范，提供多种格式数据的存储处理与应用接口数据交换机制，满足数据规范开放的应用要求。每个表和字段均有完善的数据规范，完全支持各种报表产品，并与其进行无缝集成，从而提供更为丰富的统计分析和展现功能。

七、拓展性设计理念

系统设计和系统构架、应用技术、选用平台方面都必须要有较好的开放性。各系统各个模块之间是开放的，局内数据资源和信息在制度保障下自由流动，同时和其他系统能顺利对接，构成一个开放的、易扩充的、稳定的并具有统一软件平台、统一标准、统一数据的开放系统。系统的数据应能由用户导出，数据字典均应向用户提供。

通过设计扩展接口框架、预留接口逻辑，并运用组件技术来封装可变逻辑规则和技术风险，为系统提供业务逻辑、数据模型的充足扩展能力，保证所建系统与其他相关系统进行无缝连接，实现各类应用的互通互连，并确保不同版本的系统功能与数据具有开放能力，使系统的扩展、升级工作顺利进行。

八、易用性设计理念

系统应提供简洁、美观大方、操作风格一致、友好、便捷实用的用户操作界面，操作流畅快捷，易学易用。系统在操作使用、维护管理等方面简便易行，界面友好，功能完整，提示清晰，操作者无须经过复杂培训即可熟练使用系统功能，从而为用户提供体贴、周到、有效的信息服务。提供数据标准化输入功能，使数据录入结构化、简捷化，使系统容易掌握，快捷实用。通过提供操作简洁、使用方便、人性化的界面和操作方式，方便用户使用系统功能，开展日常业务管理工作。

系统按照通用界面标准进行设计，并根据通用用户的操作习惯和应用水平，提供易于学习和掌握的操作功能，从而缩短用户学习周期。通过合理的界面操作、业务处理设计，为绝大多数用户提供布局美观、提示信息简洁且通俗易懂、流程清晰、操作简单、易学易用、使用灵活、风格统一、业务用语规范、在线帮助信息丰富翔实的前端界面。

（一）界面美观大方、风格一致

系统将为用户提供易用的界面功能，界面简洁美观、友好，使用操作简单方便，所有业务功能界面的总体风格一致，操作流程一致，并为复杂操作提供向导提示，最大限度地减轻业务人员的操作难度。

（二）操作简单易用

提供鼠标与键盘相结合的快捷键操作方式、弹出式信息采集与查询统计条件设置页面。系统的操作和选择键（热键、菜单选择等）的功能定义保持全系统一致，查询界面可跳页和滚动显示，查询或统计结果和报表的可选打印与电子文档存储，可增强信息采集、处理、应用等环节的易用性。

九、先进性设计理念

系统在设计思想、系统架构、应用技术上均要尽可能采用先进的技术、方法、软件、硬件设备等，确保系统有一定的先进性、前瞻性、扩充性，符合技术发展方向，延长系统的生命周期，保证建成的系统具有良好的稳定性、可扩展性和安全性。

系统的技术与应用适应设计将按照业务流程和业务逻辑的实际需要，对系统架构、应用逻辑进行设计，主要包括运行环境、安全控制、数据定制、业务应用接口等方面。

第四节　医院内部控制信息化系统建设实践思路

一、基础平台管理

应用支撑平台是支撑各业务管理系统，承载各业务系统基础信息数据，统一基础数据规范，统一技术管理、授权及工作流程规范定义的公用平台，是各个业务系统的"根基"。

系统平台不仅要为业务系统提供诸如身份认证、权限管理、安全认证等通用功能服务，同时通过标准代码库将统一数据编码、统一业务数据标准的要求固化到系统中，提供标准、一致的数据支持；通过工作流引擎和预置工作流定义模板，为管理部门提供标准业务流程和规则；通过应用集成服务为各业务子系统之间的衔接提供统一的技术保障。

系统应用支撑平台支持单点登录，可为工作人员提供统一的办公界面，创建协同办公的环境，实现信息资源的发布与共享，提高办事效率，形成"一次登录、身份锁定、权限清晰、应用流畅"的办公新格局。用户通过单点登录，根据不同身份权限，提供数据查询、预算执行监督等相应功能，并可提供在线待办业务提醒功能。

（一）系统管理

支持单位的组织管理、人员管理、岗位管理。

（1）组织管理：包含部门、部门编码、级别、负责人、电话信息。同时支持对组织的禁用、解禁功能。

（2）人员管理：包含姓名、账号、性别、所属部门、所属岗位、直属领导、监管部门信息。同时支持对人员的禁用、启用功能。

（3）岗位管理：包含岗位名称、岗位编码、岗位职责。同时支持对岗位的禁用、解禁功能。

（二）系统皮肤

（1）可以根据系统的喜好和单位要求，自己定义系统整体颜色风格。

（2）支持临时锁定系统但不影响浏览器以及 windows 操作系统下其他功能的使用；在系统皮肤处点击锁定按钮，系统进入自动锁定界面；在锁定界面输入登录密码后方可解锁进行系统相关操作。

（3）支持操作人员快捷修改密码。

（三）功能菜单搜索

可以搜索当前登录用户拥有的所有具备权限菜单，选择一个菜单后，能进入对应的系统功能。

（四）图形化菜单

支持将所有菜单按快捷图标进行展示，点击图标后，能进入相应的功能。

（五）首页规划

系统管理员可根据不同的部门、岗位、角色进行配置，设置不同的门户规划。

（六）功能帮助

当系统功能升级或者调整后，系统管理员可在线发布单个功能的联机帮助文档。

支持用户点击功能页面的帮助按钮,查看该功能对应的操作步骤和方法,提高客户操作简便性。

（七）可视化流程配置

提供各类审批流程的可视化后台配置功能,实现单据的自动流转,逐级自动推送至审批人员待办事项中。

可对流程节点设置对应的人物图像;支持对流程节点进行审核要素配置;支持对流程节点进行风险点配置;支持流程审批历史展示签名;可对流程中表单字段进行设置,包括可编辑、只读、隐藏、显示、必填、列表同步。

流程设计可支持判断、分支、聚合、会签、驳回、退回操作。

（八）图报表引擎

可拖拽式配置数据展示报表。

自定义配置饼图、柱图、雷达图、仪表盘复杂图表。

（九）数据标记过滤

系统支持对数据进行标记颜色,通过点击颜色过滤组件,自动过滤出相应颜色的数据。支持一键清空颜色过滤组件。

（十）简易表单配置

系统支持高仿真表单,支持后台自定义差旅费、会议费、培训费、接待费相关单据的表单填写内容和样式。可通过系统配置快速将表单展示模式在高仿真和普通表单间切换。

（十一）高级查询

支持页面每列按照输入内容进行查询过滤;支持输入文字自动过滤不包含文字的记录行;支持用户将常用查询条件保存为按钮快捷查询。

（十二）按钮配置

通用系统表格按钮名称或功能无法满足个性化需求时,可支持对表格按钮进行自定义配置,实现单位定制。

表单按钮名称、显示／隐藏、启用／禁用可通过界面快速实现定制。

（十三）打印配置

可对系统的打印模板进行配置,实现对表单的打印,打印格式可以按照权限进行管控管理。

二、预算管理

主要解决预算编制工作中由于财务部门与其他职能部门缺乏有效沟通，导致预算编制不科学、不准确，内部预算分配不合理，财权与事权不匹配，影响部门职能的履行和资金使用效率，弱化了预算约束力等问题。

将本单位各项经济活动的支出事项的支出标准、支出范围、审批流程及权限、控制单据要素及格式等固化到软件中，通过单位预算指标额度的分解下达，综合运用预算、归口、审批、标准、程序、单据等控制方式，避免超预算或无预算安排支出等行为发生；通过严格开支事项和标准，严格支出费用申请、费用报销审核，对各项经济业务活动的支出行为进行有效管控。

（一）预算管控规则设置

支持编制部门与组织管理同步信息；支持配置编制部门为编报预算部门设置。

支持预算项目的新增、编辑、删除、结转、导出等功能。

支持控制数配置，支持以部门、项目、功能科目等控制要素进行控制数配置，用于控制部门填报预算的上限金额，同时支持下达、取消下达、结转等功能。

（二）预算编审管理

支持进行预算编制，主要包括人员经费、日常公用、项目经费的维度进行预算编制。

预算编制支持编写政府采购明细信息，主要包括：采购品目、数量、型号、采购方式等。

预算编制支持编写会议明细信息，主要包括：会议名称、会议级别、安排伙食、安排住宿、会议内容、会议时间等。并根据会议管理办法自动生成标准金额，可用于参照进行预算编制工作。

预算编制支持编写培训明细信息，主要包括：培训名称，培训级别、地点，安排伙食，安排住宿，培训对象等。并根据培训管理办法自动生成标准金额，可用于参照进行预算编制工作。

支持以部门、项目、功能科目、经济科目维度组合设置汇总方案用于进行单位预算汇总，即可形成本单位整体预算信息，便于财务部门和相关领导全面了解单位全年预算资金的需求量，为科学统筹安排资金提供基础资料。

系统支持流程追踪功能，可查询本单据所有流转的流程及领导审批记录。

（三）预算指标管理

可将财政批复后的全年预算指标，以及其他来源资金全部纳入单位内部预算指标库进行分类管理，作为单位内部预算执行过程控制的基础和依据。

支持新增、修改、删除、追加／回收、模板、导入、导出数据功能。系统支持按照基本支出和项目支出分类快捷查询，按功能科目、经济科目、按列模糊查询等多种分类组合查询方式。

（四）指标分解

指标分解提供分解到业务科室和指定归口管理部门两种方式。

分解到业务科室：提供指标分解、绑定事项、指定范围、保存、删除、导出、调整、冻结与解冻功能。

指标分解可支持直接执行、混合执行、申请执行、采购执行四种执行方式。

冻结：可对子指标进行冻结，冻结金额不能大于可用金额。

解冻：可对子指标进行解冻，解冻金额不能大于冻结金额。

分解到归口部门：可选择对应组织进行指标分解，相关组织可对该指标进行二次指标分解。

（五）预算执行监控

支持指标流水查询、预算指标监控、业务指标配置。

指标流水查询：可查询指标使用完结和预占流水信息，同时支持列头查询功能，可根据对应列的内容进行模糊查询。

预算指标监控：可按照支持类型、基本支出、项目支出、指标使用情况、指标分配情况进行图形化展示，并且可以穿透查询基本支出和项目支出指标使用明细。

业务指标配置：查询统计各部门指标执行情况，同时支持列头查询功能，可根据对应列的内容进行模糊查询。

三、收入管理

系统应支持基本账户、零余额账户、一般账户、财政专户多种账户管理，支持用款计划和其他资金（可纳入支出的收入资金）财务收入的集中管理。用款计划到账后，自动生成收入凭证并将收入和预算指标衔接，在费用支出时校验是否有到账的额度。在收入过程中严格执行"收支两条线"规定，确保相关收入及时入账，实现重点环节信息共享，"全程留痕"。

（一）单位账户

在单位账户中可新增本单位管理账户，账户类型分为基本账户、零余额账户、一般账户、财政专户。支持单位账户的新增、修改、删除、导出等功能。

（二）收入登记

收入登记单记录收入类别、到账类型、收入金额、结算方式、银行账户、收入科目、所属账套、摘要和科目信息。支持收入登记的新增、修改、删除、导出等功能。

（三）收入确认

收入确认可根据确认状态查询所有的收入登记单，系统支持自动生成收入凭证，实现预算指标上的到账额度增加。

四、支出管理

支出管理和预算指标管理、合同管理、出纳管理相衔接，内置内控风险点的管控规则，将业务类型分为差旅费、会议费、培训费、因公出境、公务接待、公务用车、常规费用、其他费用、借还款等，通过事前审批和报销审批过程的管理，单位领导或指定人员可以追踪查询到每一笔资金支出的合规性和审批意见。按照"无预算、不支出"的原则，对每笔资金使用全过程监管，为资金全过程监管以及部门预算执行进度的考核打下基础。

（一）可用指标

系统支持可用指标查询，能够查询指标的执行进度，主要包含业务科室、指标名称、项目名称、执行方式、支出事项、指标金额、使用中金额、可用金额、已使用金额和使用率信息，支持使用情况以饼状图展示。

（二）费用申请

费用申请主要由费用申请［含差旅费、会议费、培训费、接待费、车辆维护费、因公出（国）境和常规费等事项申请功能］、费用申请审核等功能构成。

所有申请表单提供分级审批，可以根据本单位管理特点和重点，灵活设定需要审批的相应流程，通过系统自动推送功能，保证单据信息按照正规的流程逐级审批，达到规范工作程序的目的。

1.附件上传及打印。系统支持单据打印预览功能，可预览出单据打印样式。

2.费用申请单据审核。根据实际办理需要，待办领导可以查询单据的预警情况、说明、申请人、等待时长和当前环节等基本信息，也可以在代办列表中进行受理、查询审批意见等便捷操作。

系统支持单据明细查看的功能，能够查询差旅费申请单、会议费申请单、培训费申请单、接待费用申请单、车辆维护申请单、常规费用申请单、因公出（国）境申请单的明细情况。

系统支持单据在线审批功能，按照内控标准弹出合规的审批要素及签批意见栏。

（三）费用报销

费用报销功能需要将所有经费支出都关联预算指标，达到"无预算不支出"的目的，报销能与会计核算进行有效衔接，实现"事前申请、过程控制、事后分析"的全过程管控。

费用报销主要由费用报销申请〔含合同报销、差旅费报销、会议费报销、培训费报销、接待费报销、车辆维护报销、因公出（国）境报销、常规费报销、合同付款等〕、受理、审核、审批等功能组成。

系统支持公务卡、现金、支票、转账汇款等多种结算方式，经办人可以按照实际情况选择以哪种方式进行结算，结算总金额需等于报销金额。

系统支持单据打印预览功能，点击打印预览按钮可预览出单据打印样式。系统支持流程追踪功能，可查询本单据所有流转的流程及领导审批记录。

（四）查询统计

1.申请单台账

系统提供丰富的查询功能，具有权限的领导能够在台账中查询当前单位所有的费用申请单据。支持申请单状态、申请单类型筛选，可穿透查询费用申请单详情、申请事由和申请指标。同时支持列头查询功能，可根据对应列的内容进行模糊查询。

部门申请台账查询，查询范围为本部门及下属部门。支持申请状态和申请单类型快速查询，支持表单列头查询，支持时间维度（今年的、本月的、一周的、今天的）查询。

单位申请台账为穿透表，双击查询结果可查询申请单详情信息。

单位申请台账为穿透表，单机指标结果可查询申请单占用的指标信息。

2. 报销单台账

系统提供丰富的查询功能，具有权限的领导能够在台账中查询当前单位所有的费用报销单据。支持报销单状态、报销单类型筛选，以列表展示查询结果。可穿透查询报销单详情、报销事由、报销金额、指标名称、付款阶段。同时支持列头查询功能，可根据对应列的内容进行模糊查询。

部门报销台账查询，查询范围为本部门及下属部门。支持报销单状态和报销单类型快速查询，支持表单列头查询，支持时间维度（今年的、本月的、一周的、今天的）查询。

部门报销台账为穿透表，双击查询结果可查询报销单详情信息。

部门报销台账为穿透表，单机指标结果可查询报销单占用的指标信息。

支持单位报销台账查询，查询范围为本单位所有单据。支持报销状态、报销单类型、登记部门快速查询，支持表单列头查询，支持时间维度（今年的、本月的、一周的、今天的）查询。

（五）结算信息调整

系统支持结算信息调整功能，可调整报销单据内支付信息的内容。调整范围为开户行和账号，其中结算方式、账户名、结算金额不能调整。

五、项目管理

项目管理主要针对单位内部项目申请、立项、排序、审批，通过与预算指标的关联匹配，实现项目实施过程记录和资金执行情况的全过程管理。项目管理按照项目预备库、项目储备库、项目执行库、项目完结库进行划分。

（一）项目申报

各业务部门根据单位内控管理制度，在年度末期提出下一年度基本建设计划与投资估算，经组织专家或职工代表论证，形成本单位项目库，该项目预备库与预算编制相衔接，可以将已论证的项目纳入预算项目编制。

可对项目申报进行新增、编辑、删除、导出。

项目申报—基础信息包含的主要数据项有：项目编码、项目名称、登记部门、登记人、年度、项目依据、项目依据文号、项目分类、项目属性、启动日期、项目周期、政府采购、政府购买服务、建设方式、责任部门。

项目申报—项目概况包含的主要数据项有：建设背景、项目概述、建设成效概述。

项目申报—资金估算包含的主要数据项有：资金估算类型、资金估算明细、资金估算金额和估算说明。

支持文件分类管理进行批量上传，同时支持对 Word 文档、Excel 文件、图片文件、PDF 文件在线预览。

（二）项目储备

项目申报流程审批结束后进入项目储备阶段。

支持绩效目标填写、导出功能。

支持查看项目申报时填写的基础信息、项目概况、资金估算。

当发起项目储备流程后可进行返回、取回、转办、送交、退回。

支持进行项目储备流程管理。

（三）项目执行

支持转验收、导出功能。

支持发起项目执行流程后可进行返回、取回、转办、送交、退回。

与预算管理、经费支出等管理系统对接，可提供项目预算编制信息以及每个项目的资金安排情况、实际收支情况等。

支持查看项目实施表。显示要素有月份、工作内容、资金使用情况、责任人。

（四）项目验收

支持对项目进行验收相关流程管理，可填写相关验收信息。

支持在项目信息处录入验收相关信息，包括验收日期、验收地点、验收方式、验收参与人员、验收结论、是否已上传验收材料。

可分类上传项目验收相关资料。

（五）项目结项

支持对项目进行结项相关流程管理。

可分类管理项目结项相关资料。

支持导出功能。

（六）单位项目台账

实现项目相关信息与预算、采购、合同和资产模块的关联信息展示。

同时支持列头查询功能，可根据对应列的内容进行模糊查询。

六、采购管理

重点解决由于无法详细掌握本单位采购实际需求和配备标准，导致采购预算编制不精确、采购计划安排不合理、"化整为零"规避采购、采购验收不规范、付款审核不严格等问题。该系统实现采购预算编制、采购计划编制、根据采购计划提出采购申请、采购申请审批以及验收登记全过程动态监管，并提供采购过程中各类文档资料电子化管理功能。

（一）采购计划编制

支持进行单位采购计划编制，通过采购品目、数量、采购参数（型号）确定单位整体采购计划，为来年采购计划编制提供基础。

（二）采购申请

支持采购申请新增、编辑、删除、导出功能。支持文件分类管理进行批量上传，同时支持对 Word 文档、Excel 文件、图片文件、PDF 文件在线预览。

当发起采购申请流程后可进行返回、取回、转办、送交、退回。

同时支持列头查询功能，可根据对应列的内容进行模糊查询。

（三）采购受理

采购申请审核完成后，自动转入采购受理，单位采购归口管理部门可对采购申请进行受理。

系统支持批量受理、导出功能。

同时支持列头查询功能，可根据对应列的内容进行模糊查询。

（四）采购执行管理

可对单位集中采购进行内部过程管理。支持采购项目由各单位（部门）自行组织实施，对单位内部采购执行全过程监管。

同时支持列头查询功能，可根据对应列的内容进行模糊查询。

（五）中标登记

（1）单位采购归口管理部门可对中标进行登记。

支持录入登记信息，包括中标金额，中标供应商、联系人、联系电话、中标日期、中标通知书。

支持文件分类管理进行批量上传，同时支持对 Word 文档、Excel 文件、图片文件、PDF 文件在线预览。

（2）同时支持列头查询功能，可根据对应列的内容进行模糊查询。

（六）采购验收

支持录入相关验收信息、包括验收日期、验收意见、验收人员、实施单位。对应录入验收相关信息，可记载与验收有关的数据、方案、文件。

（七）查询统计

以主管部门、使用科室为维度实时掌握采购进度情况。

同时支持列头查询功能，可根据对应列的内容进行模糊查询。

七、合同管理

重点解决合同签订和履行控制不严、合同执行情况难以掌握、合同付款缺乏有效控制等问题。实现合同登记、合同结算等管理需要。通过与预算管理、采购管理相衔接，严格控制合同签订超预算行为的发生。通过该系统与内部预算管理系统、采购系统相衔接，严格控制合同签订超预算执行，确保合同执行的预算约束力。

（一）合同登记

（1）支持合同登记新增、编辑、删除、导出功能。

合同登记包含的主要数据项有：合同编码、合同名称、合同金额、合同种类、合同类型、签订日期、合同期限、采购项目、预算项目、甲乙双方信息、标的物、收付款条件。

支持选择文件进行批量上传，同时支持对 Word 文档、Excel 文件、图片文件、PDF 文件在线预览。

（2）当发起合同登记流程后可进行返回、取回、转办、送交、退回。

（二）合同变更

（1）支持合同变更包括新增、编辑、删除、导出功能。

可设置合同变更的范围，同时支持自动将合同信息带入至合同变更处，对应修改合同变更处后录入变更说明。

（2）当发起合同变更流程后可进行返回、取回、转办、送交、退回。

（三）合同结算

合同结算时选定现有合同根据合同登记的支付计划和指标管理进行支付。合同结算时可以关联支出管理进行支付。

（四）合同验收

（1）支持对合同验收进行相关管理。

支持录入验收相关信息，包括验收说明、验收日期、验收人员、验收部门。

（2）可记载与验收有关的数据、方案、文件。

支持文件分类管理进行批量上传，同时支持对 Word 文档、Excel 文件、图片文件、PDF 文件在线预览。

（五）合同质保金

支持质保金返还登记，录入返还日期、返还说明、已归还金额，对应提交相应附件。

（六）查询统计

（1）提供多维度的合同统计查询功能。

合同支付台账（单位）报表根据查询结果，可穿透查询具体合同单据明细信息；合同台账（单位）报表支持查看对应合同的详细信息、变更记录、质保金登记（单位）信息。

（2）同时支持列头查询功能，可根据对应列的内容进行模糊查询。

八、固定资产管理

资产管理系统侧重于单位内部资产的精细化（内部使用部门使用人的变化、内部资产报废申请等）、全面化（账面固定资产、盘盈固定资产等）的管理，重点解决进一步强化日常变动的全程监管，避免出现资产重复购置、资产流失浪费或使用效率低下等问题。系统可以对资产整个生命周期实行全过程动态管理，并提供了盘点核对等管理措施，支持资产管理责任落实到部门和人头上，以及日常化、经常化、动态化管理的方案，为控制资产流失，提高资产使用效益和工作效率，提供了强有力的技术支持。

（一）资产登记

支持资产登记管理通过固定资产登记、资产入账、资产卡片拆分来实现分类资产登记。资产登记主要包含基础信息、账务信息和使用情况。

（1）资产登记的基本信息：记录资产名称、资产分类、价值类型、投入使用日期、折旧周期、折旧年限、折旧方式、折旧状态、单价、数量、价值、预算项目编号、采购组织形式、取得方式和取得日期。根据折旧周期、折旧方式、折旧年限、单价等信息计算，系统支持自动折旧。

（2）资产登记的详细信息：根据资产分类的不同，填写需要记录的明细，如资产为 2030401– 轿车，则需完善车辆品牌、规格型号、产品序列号、生产厂家、合同编号、销售商、保修截止日期、发票号等信息。

（3）资产登记的账务信息：包含非财政拨款金额、财政拨款金额、入账状态、入账日期、凭证号、账面净值等。资产登记只需完善非财政拨款金额与财政拨款金额。

（4）资产登记的使用情况：包含使用状况、使用人、使用部门、管理部门、存放地点、图片等信息。资产登记时，如果使用状况为闲置，只需录入存放地点及管理部门。如果使用状况是使用中，则完善使用人及使用部门信息。

（二）账务处理

1. 资产入账

对已确认的资产登记单，可以进行账务处理。在资产入账时需记录入账凭证号，确认财政拨款金额与非财政拨款金额，选择入账日期。

2. 资产折旧

把单位本月需要折旧的资产卡片折旧计算。折旧计算方法按照卡片登记时设置的折旧计算方案计算，折旧计算完成后以列表形式显示本月计提折旧的资产卡片的资产代码、资产名称、资产分类、资产价值、账面净值、累计折旧、折旧周期、折旧年限等信息。

（三）实物管理

1. 资产卡片

当资产确认入账后，系统能够根据资产入账单据价值与数量，自动生成资产卡片，资产卡片界面支持资产分类与使用部门快速查询。支持卡片信息编辑、删除、下载与导入导出，支持实现资产编码打印功能。

2. 资产领用

资产领用单基本信息主要包含单号、经办人、经办部门、申请日期、数量、领用人、地点、领用部门、申请事由等信息。领用清单支持批量选择闲置的资产卡片。

系统支持文件分类管理，进行批量上传。同时支持对 Word 文档、Excel 文件、图片文件、PDF 文件在线预览。

系统支持在线审批及流程追踪功能，可查询本单据所有流转的流程及领导审批记录。

3. 资产归还

资产归还单新增和修改的主要内容由基础信息、归还清单、附件组成。基础信息主要包含单号、领用记录、资产总值、申请事由、归还数量、地点、备案部门、备案日期、备案人等信息。归还清单支持批量选择使用中的资产卡片。

系统支持文件分类管理，进行批量上传。同时支持对 Word 文档、Excel 文件、图片文件、PDF 文件在线预览。

4. 资产维修

资产维修单新增和修改的主要内容由基础信息、维修清单、附件组成。基础信息主要包含单号、经办人、经办部门、申请日期、资产总值、数量、维修维护内容等信息。维修清单支持批量选择所有的资产卡片。

系统支持文件分类管理，进行批量上传。同时支持对 Word 文档、Excel 文件、图片文件、PDF 文件在线预览。

系统支持在线审批及流程追踪功能，可查询本单据所有流转的流程及领导审批记录。

（四）资产处置

系统支持资产处置功能，主要包括资产置换申请、资产捐赠、资产报废、资产调拨、资产出售、资产转让、资产报损等，支持不同资产处置方式实行不同的网上审批流程。

1. 资产报废

资产报废单新增和修改的主要内容由基础信息、报废清单、附件组成。基本信息主要包含单号、备案人、备案部门、备案日期、资产总值、报废数量、报废说明等信息。报废清单支持批量选择资产卡片。

系统支持文件分类管理进行批量上传。同时支持对 Word 文档、Excel 文件、图片文件、PDF 文件在线预览。

系统支持在线审批及流程追踪功能，可查询本单据所有流转的流程及领导审批记录。

2. 资产调拨

资产调拨单新增和修改的主要内容由基础信息、调拨清单、附件组成。基本信息主要包含单号、备案人、备案部门、备案日期、资产总值、调拨数量、调入部门、调拨说明等信息。调拨清单支持批量选择资产卡片。

系统支持文件分类管理进行批量上传。同时支持对 Word 文档、Excel 文件、图片文件、PDF 文件在线预览。

系统支持在线审批及流程追踪功能，可查询本单据所有流转的流程及领导审批记录。

（五）统计分析

支持单位台账及部门台账查询，能够准确、全面地提供本单位或部门的资产动态数据报表。

1. 单位资产台账

可查询整个单位资产卡片状态，系统支持使用状况快速查询，支持资产标签打印，支持查询结果导出。

2. 部门资产台账

可查询整个部门资产卡片状态，系统支持快速查询，支持资产标签打印，支持查询结果导出。